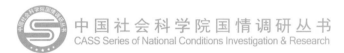

中国社会科学院国情调研丛书
CASS Series of National Conditions Investigation & Research

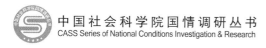

中国社会科学院创新工程学术出版资助项目

中国社会科学院国情调研丛书
CASS Series of National Conditions Investigation & Research

内蒙古地区养老服务与长期照护需求研究

Study on Elderly Care Service and
Long-term Care Demand in Neimenggu

程杰　王桥　著

中国社会科学出版社

图书在版编目(CIP)数据

内蒙古地区养老服务与长期照护需求研究／程杰，王桥著.—北京：中国社会科学出版社，2022.9

(中国社会科学院国情调研丛书)

ISBN 978 - 7 - 5227 - 0904 - 8

Ⅰ.①内…　Ⅱ.①程…②王…　Ⅲ.①老年人—护理—社会服务—服务需求—研究—内蒙古　Ⅳ.①R473②D669.6

中国版本图书馆 CIP 数据核字(2022)第 178980 号

出 版 人	赵剑英
责任编辑	李斯佳
责任校对	冯英爽
责任印制	王　超

出　　版	中国社会科学出版社
社　　址	北京鼓楼西大街甲 158 号
邮　　编	100720
网　　址	http://www.csspw.cn
发 行 部	010 - 84083685
门 市 部	010 - 84029450
经　　销	新华书店及其他书店

印　　刷	北京明恒达印务有限公司
装　　订	廊坊市广阳区广增装订厂
版　　次	2022 年 9 月第 1 版
印　　次	2022 年 9 月第 1 次印刷

开　　本	710×1000　1/16
印　　张	18.75
字　　数	294 千字
定　　价	99.00 元

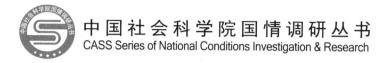

中国社会科学院国情调研丛书
CASS Series of National Conditions Investigation & Research

编选委员会

序

  按照中国社会科学院的工作安排部署，人口与劳动经济研究所（以下简称人口所）作为国情调研内蒙古基地对接研究单位，承担基地建设工作和课题调研任务。经过与对口联络单位充分沟通和协作，我们确定了"十三五"时期的基地建设合作框架和重点研究方向，围绕民生领域重大议题，以数据库建设为重点，探索优势互补的合作模式，加强人才交流，有计划、分步骤地开展调查研究。该研究是中国社会科学院国情调研内蒙古基地（2016—2020 年）的总结性成果，较好地体现了国情调研项目的特点，全面呈现了内蒙古养老服务与长期照护发展状况以及需求特征，为相关部门政策完善提供了有益参考。研究特点主要体现在三个方面：

  一是研究选题新颖，针对民族地区养老服务与长期照护的系统性研究尚不多见。民族地区面临人口与经济结构加快转型的多重挑战，经济发展水平和社会保障建设相对滞后。本书以内蒙古为例，重点对特殊群体（失独家庭、少数民族家庭、宗教信仰家庭、丧偶老年人、独居老年人等）基本生活状况、健康状况以及长期照护需求进行了分析，研究结论对于有针对性地建立少数民族地区养老服务体系具有启示意义。

  二是调查方法科学规范，积累了一套民族地区老年人住户抽样调查数据库。目前民族地区老龄化与养老服务领域大型抽样调查项目尚不多见，国情调研内蒙古基地以数据库建设为关键任务，采取严格规范的住户抽样调查，经过五年的积累，调查区域基本覆盖了自治区主要盟市，累计收集老年家庭调查问卷约 3000 份。研究以数据说话，研究结果具有可信性和说服力。研究也为相关领域学术研究提供了一套宝贵数据。

三是调查研究取得了丰富的发现，对于推动民族地区养老服务体系建设具有较好的参考价值。民族地区老年人呈现出宗教信仰多元化、高龄老人比例高、学历水平普遍较低、社会保障不平衡等特征，养老服务短板突出。研究建议立足于民族地区特点，从供给和需求两个层面，加快推进长期照护制度和养老服务体系建设。

五年来，国情调研内蒙古基地各项工作进展顺利，调研任务有序推进，数据库建设初见成效，取得了一些成果，积累了一些经验，为后续更加紧密的院地合作奠定良好基础。总结经验与问题，有助于进一步推动后续国情调研工作和相关研究。

一 国情调研内蒙古基地建设的探索与成效

（一）基地调研项目

一是制定合作框架，明确重点领域。立足于内蒙古经济社会发展现状特征，结合人口所的研究专长，经过与对口联络单位内蒙古社会科学院充分沟通协商，我们研究制定了"十三五"时期基地合作框架，根据党中央和国家提出的新要求、新任务，及时调整完善框架内容，明确了以民族地区民生领域为主要研究方向，每年选择一个具有连续性的重大课题开展国情调研。

二是以民生诉求为导向，确立重大调研议题。就业是民生之本，2016 年基地调研项目选择"内蒙古就业和创业典型模式"为主题开展调研，旨在全面了解内蒙古经济社会发展状况和就业发展特征。结合首次课题调研的经验，经过与对口联络单位沟通并达成共识，认为后续调研方向有必要进一步聚焦，调研要更具连贯性，调研要更加深入。基于此，2017—2020 年调研主题分别确立为"老年长期照护需求""养老服务体系""长期照护保险制度设计""养老服务产业"。

三是以住户抽样调查为主，确保调研科学性和规范性。内蒙古地域广阔，课题组有计划地开展调研，实地调研区域覆盖呼和浩特市、鄂尔多斯市、呼伦贝尔市、满洲里市、乌海市、巴彦淖尔市、赤峰市、乌兰察布市、阿拉善盟、兴安盟等地，基本覆盖自治区 12 个盟市。调查方式更加注重规范性和科学性，2017 年正式启动住户抽样调查，并明确将其作为基地建设工作的重点内容、国情调研的主要方法,每年完成近千户家庭问卷调查。调查研究也从"点""面"逐渐向深层次延伸,从了解国情、省情、民情向深入研究经济社会发展的规律性、科学性问题推进。

(二)基地调研成果

一是建立微观数据库,积累丰富的一手资料。住户抽样调查是人口所长期以来的研究传统,科研人员积累了丰富的调查经验。我们充分利用研究所基础数据库优势,研究制定了国情调研内蒙古基地抽样调查方案和具体实施计划。2017年首次启动住户抽样调查,从呼和浩特市主城区20个社区抽取600多户老年家庭开展问卷调查。随后年份抽样调查区域有计划地扩展,截至2020年12月,基地共计完成内蒙古老年人抽样调查3071户,覆盖呼和浩特市、鄂尔多斯市、赤峰市、巴彦淖尔市、兴安盟和通辽市等盟市。微观数据库建设成为基地建设的首要工作,经过五年的努力,基本建成一套覆盖内蒙古主要城市的老年家庭数据库,为深入开展相关研究和决策服务提供基础性支撑。

二是总结若干典型模式,完成国情调研报告。根据国情调研重大课题任务要求,课题组已经完成四份各15万字左右的调研报告。2016年《内蒙古创业带动就业模式调研报告》总结出阿拉善"特色旅游+创业基地"、满洲里"口岸经济+跨境电子商务"、扎兰屯"互联网+特色农产品"等创业就业模式。2017年《内蒙古老年人长期照护需求调研报告》基于住户抽样调查全面分析老年人健康状况和养老服务需求,提出适合民族地区特点的长期照护制度模式。2018年《内蒙古养老服务体系调研报告》从养老服务需求方和供给方两个层面探讨养老服务体系建设。2019年《内蒙古长期照护保险制度设计调研》结合抽样调查数据和前期研究基础,重点分析了民族地区不同类型群体的长期照护需求特征,为自治区长期照护保险政策试点提供决策参考。调研成果在相关领域学术期刊、《中国大健康产业发展报告(蓝皮书)》中公开发表,相关成果在2019年"中国—蒙古国大健康国际研讨会"上交流。

三是发挥智库功能,递交决策要报。课题组及时总结基地国情调研发现的新现象、新问题,研究提出有针对性的对策建议,积极发挥基地的智库作用。依托基地国情调研成果,通过院情报院递交政策要报、中办国办专供信息等十余篇，主要围绕民族地区的养老服务、长期照护、老龄产业、精准扶贫、社会保障等重大民生问题提供信息服务和决策支持。

四是拓展基地合作范围，转化调查研究成果。课题组尝试建立多渠道、多样化的调研合作模式，与当地高等院校、职业培训机构等开展合作，利用其人力资源优势开展入户调查。基地开展的抽样调查得到相关机构的关注，中国保险行业协会主动联系我们，双方协商建立战略合作关系，2019 年在全国 30 多个城市开展抽样调查，内蒙古基地调查方案得以在全国复制推广，基地数据库进一步丰富。基地也为相关科研活动提供支持，在 2018 年纪念改革开放四十周年全国百县调研活动中，人口所承担内蒙古科右中旗调研任务，基地在沟通协调、科研队伍、调查数据等方面提供有力支持。

（三）基地人才队伍建设

一是依托国情调研项目提升青年人员调查研究能力。人口所鼓励青年科研人员尤其是新入所的年轻人积极参与到国情调研工作中，通过调研活动了解国情、了解民生，积累调查研究经验，并将基地作为研究生培养的一个平台，鼓励研究生参与实地调研和数据分析工作。

二是依托基地建设联合培养人才。在完成国情调研任务的基础上，我们也在积极探索学术交流与人才培养模式，共同努力将国情调研内蒙古基地打造成为人才交流平台和人才培养基地。经过双方沟通协商，依托国情调研内蒙古基地，2017 年内蒙古社科院派遣青年学者来人口所做访问学者，交流调查研究经验，参与相关课题研究，最终顺利完成访学任务。

二　国情调研内蒙古基地建设的主要经验

人口所在基地建设中努力发挥自身学科优势，坚持以科学和规范方法扎实开展调查，经过近五年的探索，国情调研内蒙古基地建设初见成效，积累了一些经验。

一是明确的调研规划和工作方案。基地建设围绕重大国情调研课题开展，研究领域和方向不宜频繁调整，年度的调研主题应该保持一定的连贯性。我作为国情调研内蒙古基地负责人，一贯要求将调研规划设计作为首要任务，经过与对口联络单位深入沟通和讨论，明确了"十三五"时期基地建设的总体思路、重点领域，制定了具体的工作方案和调研步骤。在对口联络单位相关负责人多次变动的情况下，基地建设工作保持有序推进，调研任务按照预期计划顺利完成。

二是稳定的合作伙伴和合作模式。国情调研深入开展需要稳定的地方合作团队通力配合。人口所在基地建设中重视地方合作伙伴的拓展，充分发挥相关部门和机构的优势，探索出一个较为稳定、有效的合作模式，即以对口联络单位内蒙古社科院为协调机构、以地方院校为调查实施机构，人口所科研团队全程参与调查方案设计和组织实施，确保实地调研、入户访问、政府部门座谈会等各类调研活动顺利开展。

三是科学的调查方法和数据积累。国情调研目标若仅停留在了解国情，调研工作便容易出现走马观花、浮于表面。国情调研内蒙古基地建设中强调要发挥人口所一贯的研究风格、研究特色、研究传统，以科学、规范的抽样调查方式为主，辅之以座谈会、案例访谈等调查研究方式，形成一套具有长期研究价值的基础数据库，为学术研究和对策研究提供扎实的数据支撑，也为地方合作伙伴积累了丰富的数据资源。

当然，国情调研内蒙古基地建设刚刚完成第一个"五年计划"，还有一些可以完善的地方：一是通畅的沟通协作机制。对口联络单位相关负责人频繁调整不利于基地建设工作持续开展，在院科研局、对接研究所和地方对口联络单位之间有必要加强沟通协作，确保各方基地建设相关负责人发生变动时能够及时沟通、衔接后续工作。二是高效的成果发布机制。国情调研成果不仅仅停留在国情调研报告中，作为院地合作的重要成果，有必要以共同组织召开成果发布会、政策研讨会等方式发布。三是合适的决策对话机制。基地建设工作有必要成为院地双方的一项基础性工作，高质量的国情调研成果能够在国家和地方政府决策过程中发挥更大作用，这需要双方共同努力与主要决策部门沟通对话。

三　深入贯彻"大兴调查研究之风"、继续扎实开展国情调研

"十四五"时期是我国迈向高收入阶段的关键时期，一些重大议题

有待深入研究，国情调研内蒙古基地将承担起重要职能。基地建设有必要继续贯彻落实总书记"大兴调查研究之风"的重要指示精神，坚持"调"与"研"并重，既要拓展调查，更要深入研究，建议在以下几个方面推进基地建设。

一是支持国情调研内蒙古基地数据库建设。数据是核心资源，数据库是国情调研内蒙古基地持续发展的关键支撑。国情调研内蒙古基地今后的工作也将继续围绕数据库建设开展，抽样调查城市计划每年扩展两个，尽快实现自治区全覆盖，并将调查模式推广到其他地区的国情调研内蒙古基地建设中，数据库资源也考虑适时对外开放。期待中国社会科学院能够继续支持基地的数据库建设，牵头整合各个基地的数据库并以适当方式共享和共同开发，支持基地建立稳定调查队伍和固定调查点。

二是创新国情调研内蒙古基地合作模式。国情调研深入开展需要得到居民、企业、社区、政府机构等各方面有力支持，内蒙古基地将继续探索与地方各类机构建立合作关系，构建更加完备的调研体系。建议鼓励和支持与地方高等院校、职业培训机构等建立国情调研实践基地，依托当地在校学生和人力资源壮大调研队伍。

三是加强国情调研成果转化。各方应该共同协作，多渠道转化国情调研成果。建议支持以中国社科院智库报告等形式出版高质量国情调研成果，通过各自平台向国家和自治区有关部门递交国情调研政策要报，鼓励在相关学术期刊和报刊媒体共同发布调研成果，并探索建立科研成果奖励机制。

四是推动基地人才联合培养。鼓励和支持地方合作伙伴派遣青年学者到中国社科院做访问学者，积极参与研究所相关课题研究。依托国情调研内蒙古基地举办中青年学术研讨会，广泛开展学术交流。鼓励尝试互派中青年学者挂职锻炼。

钱　伟

2021 年 10 月

内容摘要

  民族地区面临人口与经济结构加快转型的多重挑战，经济发展水平和社会保障建设相对滞后，民族地区老年事业发展关系到全面建成小康社会目标的顺利实现。"十三五"时期，国情调研内蒙古基地以数据库建设为关键任务，实施了基本覆盖全自治区的老年人家庭抽样调查，截至 2020 年 12 月，累计收集老年人家庭调查问卷超过 3000 份。

  本书利用内蒙古老年人长期照护需求抽样调查数据，对民族地区老年人养老服务与长期照护需求进行了全方面分析，重点对特殊群体（失独家庭、少数民族家庭、宗教信仰家庭、丧偶老人、独居老人等）基本生活状况、健康状况以及长期照护需求进行了分析，研究结论对于有针对性地建立少数民族地区养老服务体系具有启示意义。

  失能半失能老年人的养老服务需求强烈。失能半失能老年人整体年龄偏大，居住条件、经济状况较差。失能半失能老年人更倾向于居家照护，对商业照护保险接受度较低，对医疗照护服务需求较强。经济因素是影响这一群体对照料服务与商业照护保险需求的最主要因素，照料服务给家庭造成较大的经济压力；家庭因素是他们排斥机构照料服务的首要原因，在家接受亲人关心或上门照料服务是更为理想的形式；身体健康状况则直接决定了他们对长期照料服务类型与质量的需求，他们对医疗照护服务的需求最为迫切。

  老年人养老保障水平存在较大的城乡差距，养老服务需求也存在明显的城乡差异。农业户籍老年人对于长期照护的需求更加强烈，非农业户籍老年人对于养老机构、上门服务及社区日间照料服务接受程度更高，也更能接受政府提供的长期照护保险。这种潜在需求与现实意愿之间的矛盾是经济状况、健康状况、家庭状况及文化观念等因素综合作用的结果。

计划生育政策加剧了"失独家庭"的集中涌现,随着人口老龄化加深,失独老人数量不断增加,这一特殊群体的照料问题尤为突出。失独老人多为丧偶或离异,文化程度较低,家庭经济状况较差,生活质量不高,健康状况较差,医疗和养老等社会保障水平较低,对长期照护需求更大。养老服务与长期照护制度应该高度关注失独老人,将其纳入社会托底对象,保障他们老有所养。

少数民族老年人的生活习惯与文化观念同样表现在养老服务需求方面。不同民族的老年人由于生活习惯、经济状况、地理因素、宗教信仰等因素,在长期照护需求上具有差异性。从内蒙古的抽样调查来看,少数民族老年人领取离退休金、养老金的比例高于汉族老年人,且领取退休金的数额也高,少数民族老年人的居住环境也更好。从老年人健康状况来看,少数民族和汉族老年人患有慢性病的比例都较高,基本医疗保障实现了全覆盖。

宗教信仰反映到养老观念与养老服务需求方面。宗教信仰老年人中女性、少数民族居多。随着年龄的增加,教育程度提高,有宗教信仰的老年人占比逐渐下降。有宗教信仰的老年人缺乏对长期照护需求的认知,但对长期照护需求并不低。有宗教信仰的老年人选择养老服务机构的意愿较低,子女送老年人去养老机构的意愿更弱。

丧偶老年人的养老问题更加突出,养老服务需求更为迫切。丧偶老年人家庭经济状况比非丧偶老年人更差,有超过1/3的丧偶老年人表示家庭经济状况入不敷出,40%以上的老年人无人照料,绝大多数老年人不愿意选择专业养老服务人员,而丧偶老年人的自理能力和健康状况更差。类似地,独居老年人经济状态也不乐观,长期照护需求较强,服务获得性较差。

总体上看,民族地区面临人口与经济结构加快转型的多重挑战,经济发展水平和社会保障建设相对滞后,民族地区老龄化速度更快、程度加深,老年人健康状况堪忧,养老服务需求强烈,养老服务供给短板突出。民族地区老年事业发展关系到社会主义现代化国家建设,建议尽快探索建立符合民族地区特点的长期照护保险制度,加快民族地区养老服务体系建设,不断提高老年人生活品质。

Abstract

Ethnic minority areas are facing multiple challenges of the transformation of population and economic structure, and the level of economic development and social security system are relatively lagging behind. The development of the cause of the elderly in ethnic minority areas is related to the realization of the goal of building a well-off society in an all-round way. During the 13th Five Year Plan period, Neimenggu Survey and Research Base of CASS took database construction as the key task and implemented a sample survey of elderly families basically covering the whole autonomous region. By December 2020, more than 3000 elderly family questionnaires had been collected.

Based on the sampling survey data of the long-term care needs of the elderly in Neimenggu, this study analyzes the elderly care services and long-term care needs of the elderly in ethnic minority areas, focusing on the basic living conditions, health status and long-term care needs of special groups (families have lost their only child, ethnic minority families, religious belief families, widowed elderly, elderly living alone, etc.). The research findings have enlightenment significance for the targeted establishment of elderly care service system in ethnic minority areas.

The disabled and semi-disabled elderly have a strong demand for elderly care services. The disabled and semi-disabled elderly are older as a whole, with poor living conditions and economic status. The disabled and semi-disabled elderly are more inclined to home care, have low acceptance of commercial care insurance, and have strong demand for medical care services. Economic factors are the most important factors affecting this group's demand for care services and commercial care insurance. Care services cause great economic pressure on families. Family factors are the primary reason for their exclusion from institutional care services, and receiving family care or care services at home is a more ideal form. Their physical health directly determines their demand for the type and quality of long-term care services, and their demand for medical care services is the most urgent.

There is a large gap between urban and rural areas in the level of old-age security for the elderly, and there are obvious urban-rural differences in the demand for old-age services. The elderly with rural hukou have stronger demand for long-term care. However, the elderly with urban hukou have stronger demand for home service and community day care service, and they also accepted the long-term care insurance provided by the government. This contradiction between potential demand and realistic will is the result of the comprehensive action of factors such as economic status, health status, family status and cultural concept.

The family planning policy has intensified the concentrated emergence of families have lost their only child. With the deepening of population aging, the number of elderly people in families have lost their only child is increasing, and the care problem of this special group is particularly prominent. The elderly in those families are mostly widowed or divorced, with low education level, poor family economic status, low quality of life, poor health status, low level of social security, and greater demand for long-term care. The elderly care service and long-term care system should pay attention to the elderly in families have lost their only child, bring them into the social support, and ensure that they have a sense of security for the elderly.

The living habits and cultural concepts of the elderly of ethnic minorities are also reflected in the demand for elderly care services. Due to living habits, economic conditions, geographical factors, religious beliefs, the elderly of different nationalities have different needs for long-term care. From the sampling survey in Neimenggu, the proportion of minority elderly receiving retirement pension and pension level is higher than that of Han elderly, and the amount of pension is also high, and the living environment of minority elderly is also better. In terms of the health status of the elderly, the proportion of the elderly of ethnic minorities and Han nationality suffering from chronic diseases is high, and the basic medical security has achieved full coverage.

Religious beliefs are reflected in the concept of old-age care and the demand for care services. With the increase of age and education level, the proportion of the elderly with religious beliefs gradually decreased. The elderly with religious beliefs lack awareness of the need for long-term care, but their demand for long-term care is not low. The elderly with religious beliefs have a lower willingness to choose elderly care service institutions, and their children have a weaker willingness to send the elderly to elderly care institutions.

The care problem of widowed elderly is more prominent, and the demand for pension services is more urgent. The family economic status of widowed elderly people is worse than that of non widowed elderly people. More than one third of widowed elderly people say that their family economic status can not make ends meet, more than 40 percent of the elderly are unattended, the vast majority of elderly people are unwilling to choose professional elderly care service personnel, and the self-care ability and health status of widowed elderly people are worse. Similarly, the economic status of the elderly living alone is not optimistic, with strong demand for long-term care and poor service availability.

On the whole, ethnic minority areas are facing multiple challenges of the transformation of population and economic structure. The level of economic development and social security construction are relatively lagging behind. Ethnic minority areas are aging faster and deeper, the health status of the elderly is worrying, the demand for elderly care services is strong, and the supply of elderly care services is shortage. The development of the cause of the elderly in ethnic areas is related to the construction of a socialist modern country. It is suggested to explore and establish a long-term care insurance system in line with the characteristics of ethnic areas as soon as possible, speed up the construction of the elderly care service system in ethnic areas, and constantly improve the quality of life of the elderly.

目　　录

第 一 章

总　　论

一　研究背景与目的

随着人口老龄化、疾病谱变迁、家庭结构及生活方式变化等趋势持续深化，满足庞大的老年人群在养老及生活照料等方面的需求，实现人人"老有所养"迫在眉睫。从国家战略的层面统筹解决老年人的健康养老问题已成为党和政府的重大决策，党的十九大提出"实施健康中国战略"，要求积极应对人口老龄化，加快老龄事业和产业发展。国家鼓励各地探索长期照护保险和建立长期照护保障体系，人力资源和社会保障部于 2016 年 7 月发布了《关于开展长期护理保险制度试点的指导意见》，在全国 15 个地区探索建立为长期失能人员的基本生活照料和与基本生活密切相关的医疗照护提供资金或服务保障的社会保险制度。目前全国 15 个城市首批启动长期照护保险制度试点，利用 1—2 年试点时间，探索建立以社会互助共济方式筹集资金、为长期失能人员的基本生活照料和与基本生活密切相关的医疗照护提供资金或服务保障的社会保险制度，首批试点没有覆盖典型的民族地区。

中国已经进入深度老龄化阶段，老龄化速度在未来较长时期内将会继续加快。2020 年，中国 60 岁及以上老年人比重已经达到 18.70%，老年人口总量达到 2.64 亿人。民族地区面临人口与经济结构加快转型的多重挑战，经济发展水平和社会保障建设相对滞后，民族地区的老年事业发展关系到全面建成小康社会目标的顺利实现。民族地区老龄化程度持续加深，经济发展相对滞后，就业创造能力不足，青壮年人口和人才持续流失，人口老龄化进程加速。2010 年第六次全国人口普查数据显示，内蒙古 60 岁及以上老年人比例为 11.50%，低于全国平均水平（13.30%），截至 2017 年末，内蒙古 60 岁及以上老年人口数量增长到 440 万，老龄化水平提高到 17.40%，已经赶超全国总体老龄化水平（17.30%），2020 年老龄化水平达到 19.78%。民族地区"未富先老"现象更为明显，老年人的照护需求问题更为突出，如图 1-1 所示。

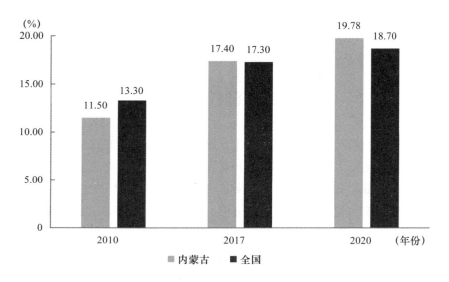

图 1-1 内蒙古与全国人口老龄化的比较

资料来源：第六次、第七次全国人口普查，相关年份《内蒙古统计年鉴》。

本书依托中国社科院国情调研内蒙古基地，联合内蒙古社科院、自治区有关部门、地方政府及相关部门的力量，以内蒙古为例对民族地区老年人长期照护需求进行抽样调查，观察民族地区老年人的长期照护需求特点和保险偏好，探讨并实施符合民族地区特定的长期照护保险制度试点，为推动内蒙古老年事业发展提供有力支持。

二 调查研究基础

国情调研内蒙古基地项目重点关注民生领域，尤其是老龄化背景下的养老服务与长期照护问题，项目实施前期课题组进行了必要的准备。青岛市 2012 年开始实行老年人长期照护保险，长春市于 2015 年实行入住机构失能老年人长期照护保险，在中国率先进行了长期照护保险制度的实践，积累了有关失能老年人长期照护研究的数据信息。课题研究从日常长期照护服务、老年人的长期照护需求、长期照护人力资源、长期照护服务制度、长期照护政策支持五个层面进行实地摸索，分析我国当前长期照护服务水平的现状，以及制约生活质量提升的影响因素，进一步探讨构建中国老年人长期照护服务体系与模式。这些调研是一次就长期照护问题进行的如此全面、广泛、深入的调查研究，具有很强的客观性，调查内容真实地反映了不同人群、不同地区在长期照护服务及其保障方面的诉求以及现实与需求之间的缺口，为我国长期照护体系的今天和未来描绘了较为完整而生动的蓝图。目前课题组已经初步建立了一套中国城市老年人长期照护需求数据库，收集了5000多位老年人的基础信息。

国情调研内蒙古基地"十三五"时期建设的重点任务是数据库建设，调查保持了连续性，并重点探索开展内蒙古老年人长期照护保险制度设计调查研究，通过继续扩大抽样调查样本覆盖范围，提高样本代表性，重点分析老年人对于长期照护保险的认知和偏好，结合照护服务供给主体，包括社区日照中心、养老院等发展现状，与各级政策实施机构和政府管理机构进行访谈，探讨符合自治区特点的长期照护保险制度，并尝试尽快进行试点，为全国层面长期照护保险制度设计提供决策参考。

三　调研方法与样本分布

本书研究采取以下步骤：通过总结调查研究基础和经验，探索实施首轮老年人长期照护需求抽样调查，形成调研基本思路；确定调研地点，制订实地调研计划；收集文献，座谈，访谈；设计抽样调查问卷并进行论证；在调研基地采集数据，形成基础数据。对于实地调研成果进行综合分析、写作，最终形成调研报告。

抽样方法采取分层随机抽样。第一步：从每个主城区抽取3—5个拟调查街道，以每个城区下辖所有街道60岁及以上老年人数量为抽样框，按规模大小成比例的概率抽样原则（Probability Proportionate to Size Sampling，PPS抽样原则），随机抽取3—5个拟调查街道；第二步：从每个拟调查街道抽取 2—3 个拟调查社区，以每个街道下辖所有社区 60 岁及以上老年人数量为抽样框，按照 PPS 抽样原则，随机抽取 2—3 个拟调查社区；第三步：从每个拟调查社区抽取 15—20 个老年人，协调社区干部获取所在社区 60 岁及以上老年人花名册，按照等距离抽样原则，确定拟被调查老年人，若被抽中的老年人无法配合接受调查，按照相邻原则确定替代样本。调查实施由内蒙古新城职业学校老师和学生具体负责，课题组严格把控调查方案和实施准则，对调查员和督导进行系统培训。

课题组同时采取以下辅助调查方法开展研究：一是研讨座谈调研。课题组与内蒙古自治区政府有关部门（发改委、人社厅、卫计委、财政厅、统计局等）、典型调研地区政府有关部门召开若干场专题研讨座谈会，全面了解当前主要的老年人长期照护模式，把握当前老年人养老服务工作中存在的主要难点和障碍。实地考察调研社区养老、养老院等机构，并对机构的老年人和管理人员进行访谈，了解实际需求和存在问题。二是数据分析调研。课题组拟与内蒙古社科院、统计局、卫计委等有关部门通力合作，开展规范、科学的统计分析，采用统计分析法和计量经济分析法，重点评估和预测内蒙古未来十几年老年人长期照护需求，为长期照护政策实施提供决策参考。政策文献资料调研。课题组全面收集梳理最近年份自治区政府和各地政府在养老服务和长期照护等方面出台的一系列政策文件，总结养老服务工作的重点、创新点以及主要抓手和政策工具。

截至 2020 年 12 月，中国社科院国情调研内蒙古基地共计完成老年人抽样 3071 户，如表 1 - 1 所示，覆盖呼和浩特市、鄂尔多斯市、赤峰市、巴彦淖尔市、通辽市等，其中，女性样本和男性样本分别为 1688 个和 1383 个。

表 1 - 1　　内蒙古老年人抽样调查数据分布（截至 2020 年 12 月）

地区	样本量（户）	百分比（%）
巴彦淖尔市	501	16.30
赤峰市	520	16.93
鄂尔多斯市	509	16.60

续表

地区	样本量（户）	百分比（%）
呼和浩特市	1117	36.40
通辽市	424	13.80
合计	3071	—

注：因四舍五入处理，百分比相加可能不等于100%。

资料来源：中国社科院国情调研内蒙古基地内蒙古老年人抽样调查。

四　内蒙古老年人健康状况与照护需求

内蒙古老年人呈现出宗教信仰多元化，高龄老年人比例高，学历水平普遍较低，社会保障不平衡等特征。抽样调查显示，60 岁及以上老年人中蒙古族等少数民族占 13.00%，初中及以下低学历占 63.00%，有宗教信仰约占 20.00%，80 岁及以上高龄老年人占到四分之一，独居老年人占 21.00%（见图 1 - 2），失独老年人占 5.00%。老年人社会保障覆盖不平衡、不充分，机关事业单位离退休人员占 35.00%，城镇企业职工退休人员占 40.00%，参加城乡居民养老保险和低保的老年人超过 20.00%。男性和女性月平均养老金水平分别为 3210 元和 2236 元。享受公费医疗老年人占 19.00%，城镇职工医疗保险占 28%，参加城乡居民医疗保险的老年人达到 30.00%。另外，有 4% 的老年人没有任何养老金和医疗保险。

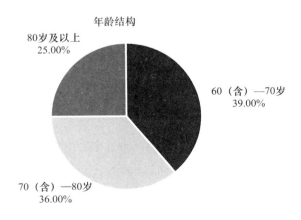

年龄结构

80岁及以上
25.00%

60（含）—70岁
39.00%

70（含）—80岁
36.00%

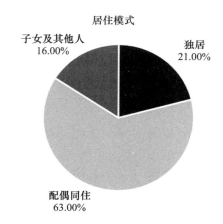

图 1 - 2　老年人的年龄结构与居住模式

资料来源：中国社科院国情调研内蒙古基地内蒙古老年人抽样调查。

老年人健康状况堪忧。根据老年人自评健康调查显示，失能半失能老年人比例为 8.00%。根据全国老龄办发布《第四次中国城乡老年人生活状况抽样调查成果》的报告显示，18.30% 的老年人为失能半失能状态，这一比例相对较高（景跃军等，2017）。根据 2010 年第六次全国人口普查数据显示，老年人自评健康中生活不能自理的比重为 3.00%，其中城市和农村分别为 2.40% 和 3.30%，据此推算，2015 年中国 60 岁及以上失能老年人为 1560 万人，其中生活完全不能自理老年人约 330 万人。张文娟、魏蒙（2015）利用多项代表性抽样调查数据评估显示，中国城乡老年人失能率为 10.00%—13.00%。失能老年人规模将快速增长，根据三省九市一项抽样调查估算，2015—2020 年失能老年人数量将年均递增 9.50%，重度失能老年人规模年均增长 10.10%（张思锋等，2016）。

此项调查显示，有慢性病的老年人比例达到 79.00%，上一年去医院就诊次数 4 次以上的比例达到 17.00%。随着老年人年龄增长，健康风险急剧增加，高龄老年人自理能力明显下降，如图 1 - 3 所示，80 岁及以上老年人失能半失能比例达到 21.00%，意味着平均每 5 个高龄老年人就有 1 个处于失能半失能状态。少数民族老年人的健康状况相对更差，汉族与少数民族老年人失能半失能比例分别为 7.50% 和 9.20%。

无配偶和有配偶老年人失能半失能比例分别为 13.00% 和 6.00% ，失独老年人的失能半失能比例为 11.00% 。男性老年人的健康状况较差，女性老年人失能半失能比例为 6.00% ，男性比例为 12.00% ，男性约为女性的 2 倍。根据模型分析结果显示，老年人失能半失能决定因素主要包括性别、年龄、婚姻以及居住状况等，男性老年人、80 岁及以上高龄老年人、未婚老年人的失能半失能概率更高，而与配偶同住的老年人失能半失能概率更低，另外子女数量对老年人的健康状况并没有显著积极影响，子女多的老年人失能半失能比例似乎更高，养老保险和医疗保险覆盖似乎对于老年人的失能半失能状况也没有显著影响。

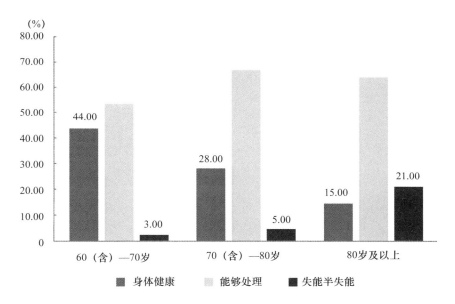

图 1 - 3　不同年龄段老年人自我评价的健康状况

老年人长期照护需求较强。调查显示，23.00% 的老年人明确表示目前有长期照护需求。其中，生活照料需求比例为 20.00% ，心理抚慰需求比例为 16.00% ，慢性病护理需求比例为 18.00% ，康复护理需求比例为 15.00% ，长期卧床护理需求比例为 15.00% 。根据 2014 年中国老年社会追踪调查（CLASS）数据显示，大约 13.00% 的老年人需要不同程度的照料，失能老年人的孤独感和认知问题比较突出（杜鹏等，2016）。2014 年中国老年健康影响因素跟踪调查（CLHLS）显示，失能老年人在洗澡方面照护需求最迫切，生活照料过于依赖家庭，社会照料比例低，照料满足感较低（孙金明，2018）。

本调查显示，高龄老年人的长期照护需求更强，80 岁及以上高龄老年人有长期照护需求的比例达到 36.00%。无配偶老年人有长期照护需求的比例高达 32.00%，高于有配偶老年人的 18.00%，独居老年人有长期照护需求的比例达到 35.00%。少数民族老年人有长期照护需求的比例为 28.00%，相对高于汉族老年人。失能半失能老年人有长期照护需求的比例高达 60.00%。没有养老保险的老年人长期照护需求更强，没有养老保险或医疗保险的老年人明确表示有长期照护需求的比例达到 37.00%。目前长期照护供给存在短板，截至 2017 年年末，全国享受护理补贴的居家老年人仅为 61 万人，民族地区尚未启动长期照护保险试点工作（见图 1-4）。

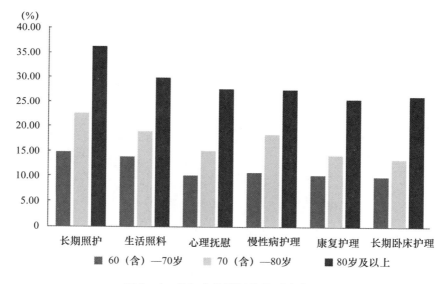

图 1-4　老年人长期照护的需求状况

五　内蒙古老年人对养老服务的认知与态度

老年人对于机构养老保持谨慎态度。调查显示（见图 1-5），仅有 24.00% 的老年人明确表示愿意到养老机构，而子女们对机构养老的态度比起老年人更保守，仅有11.00%的老年人子女表示愿意送老年人去养老机构。年龄更大的老年人反而更不能接受机构养老，80岁及以上老年人愿意去养老机构的比例只有17.00%，70岁以下的老年人这一比例为33.00%。失能半失能老年人也并没有更强意愿去养老机构，但子女态度发生明显变化，失能半失能老年人的子女愿意送老年人去养老机构的比例提高到24.00%，独居老年人和无配偶老年人的子女也更愿意送老年人去养老机构。高学历老年人对机构养老接受度更高，大专及以上学历老年人愿意到养老机构的比例为36.00%，而小学及以下学历老年人这一比例仅为17.00%，机关事业单位退休老年人愿意去养老机构的比例也达到31.00%，低保家庭老年人对养老结构的接受度较低。老年人的态度受到养老服务供给现状影响，目前养老机构建设暴露出供需结构不均衡、公办和民办资源分割且运营不规范、专业护理水平低下等诸多问题（王桥，2016）。

根据调查研究总结，现存的养老服务机构可以大致分为四类。一是社会福利院型。这是较为"传统"的养老服务机构，诞生于计划经济时期，至今在老年人社会救助方面，依然发挥着某种"托底"的功能，不过不具有长期照护机构应有的开放性。二是部分市场化的公立机构。这类机构以吸收健康老年人为主，但也接收一些失能老年人。三是老年

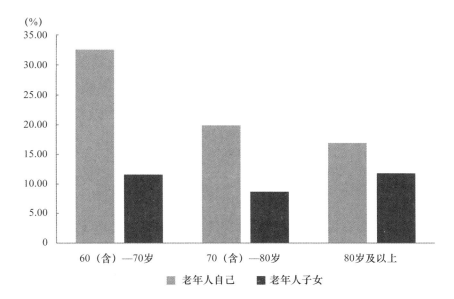

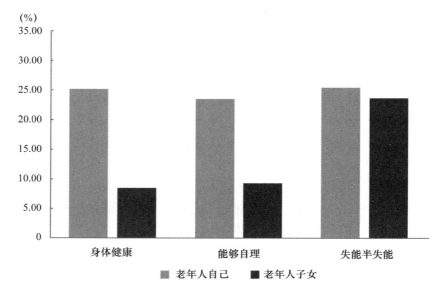

图 1-5　老年人和子女对于机构养老的接受度

公寓型民营机构。这些机构追求品位和利润，几乎不接收中度和重度失能老年人，与长期照护机构的"距离"最远。四是部分护理型民营机构。这类机构收住失能老年人，包括中度和重度失能老年人，在适当的大环境和政策引导下，最有可能向标准的长期照护机构转型。各类养老服务机构的发展需要与老年人的养老服务需求相适应、相匹配。

老年人对于政府推行的长期照护保险接受度较高。调查显示，41%的老年人明确表示愿意参加政府主导实施，政府、个人共同负担费用的长期照护保险，但对于商业保险公司提供的这类保险接受度较低，仅有5.00%的老年人表示愿意参加（见图 1-6）。根据 2010 年中国城乡老年人口状况追踪调查数据显示，城市老年人购买长期照护保险的意愿并不高，并且存在较高的逆向选择（丁志宏、魏海伟，2016）。在中国当前的现实情境和文化背景下，老年人对于长期照护服务的使用更多的是受到客观环境的影响，即便个人有使用某种健康服务的特征和倾向，但仍受制于政策环境、个人与家庭能力以及健康状况等能力和需求要素（彭希哲等，2017）。一项长期照护保障需求调查显示（中国长期照护保障需求研究课题组，2018），目前城市失能老年人的长期照护保障需求难以得到满足，老年人对社会化的长期照护服务和长期照护保险大多表示认可。目前中国失能老年人照护政策面临着政策定位不精准、配套整合性政策滞后、护理保障水平差异大、覆盖群体与责任主体不健全、政策帮扶对象信息不健全等诸多现实挑战（陆杰华、沙迪，2018）。

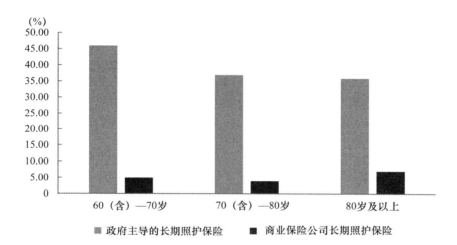

图1-6　老年人对政府和商业保险公司提供长期照护保险的态度

　　根据本书研究显示，高龄老年人对于长期照护保险的接受度相对更低，而高学历老年人的接受度较高。有配偶老年人对这类保险的接受度相对更高，而失独老年人的接受度相对较低。城镇机关事业单位和城镇职工离退休人员对这类保险的接受度较高，而社会保障水平较低的老年人接受度更低，没有养老金的老年人愿意参加长期照护保险的比例仅为10.00%。老年人健康状况与其对长期照护保险接受度并无关联，失能半失能老年人愿意参加保险的比例也只有40.00%，与健康老年人差异不大。老年人期望政府分担长期照护保险费用的平均比例为74.00%，个人支付平均比例为26.00%。其中，失能半失能老年人、无配偶老年人、独居老年人、失独老年人、低保和无养老金老年人等群体期望政府分摊比例更高些。关于长期照护保险的一项调查显示（陈璐、范红丽，2014），如果政府构建长期照护保障制度，50岁以上的低收入群体希望政府负担全部缴费，接近退休年龄的高收入群体出于对当前收入和福利水平的考虑不赞同企业参与缴费。

六 加快民族地区养老服务与长期
照护发展的政策建议

民族地区老龄化形势严峻，养老服务短板突出，应该立足于民族地区特点，从供给和需求两个层面，加快推进长期照护制度和养老服务体系建设。长期照护服务制度体系应该以社会保险为主、商业保险为辅，照护救助和照护津贴相结合（吕学静，2013）。唐敏（2018）认为，失能老年人养老服务体系应该包括免费为特殊失能老年人提供的福利性基本养老服务子系统，以成本价格为依据向普通失能老年人提供的非营利性基本养老服务子系统，以市场价格为依据向全体失能老年人提供的营利性非基本养老服务子系统。

第一，尽快探索建立符合民族地区特点的长期照护保险制度。人力资源和社会保障部于2016年7月发布了《关于开展长期护理保险制度试点的指导意见》，在全国15个地区探索建立"为长期失能人员的基本生活照料和与基本生活密切相关的医疗照护提供资金或服务保障的社会保险制度"。首批15个长期照护试点城市尚未覆盖民族地区和少数民族人口，建议支持内蒙古等民族地区尽快启动试点工作。目前内蒙古等民族地区针对特困供养老年人、重度残疾老年人开展的护理补贴政策可以纳入长期照护保险制度，通过总结民族地区实践经验，为全国层面的长期照护保险制度提供有益参考。

第二，开展老年人健康与养老服务需求评估。采用国际通行评估方法与标准，由专业人员对老年人生理、心理、精神、经济条件和生活状况等进行综合评价，依托社区公共服务平台建立评估点，采取政府购买服务、社工介入等方式鼓励社会力量参与。通过需求评估全面了解目前老年人的健康状况和实际养老服务需求，充分掌握不同群体需求差异。养老服务体系建设充分考虑民族、城乡、困难家庭、失独家庭等特征。在健康需求调查评估过程中同时开展长期照护保险制度的宣传，为制度的全面推进做好基础工作。

第三，依托社区开展居家养老服务。社区养老与居家养老有必要互补结合，鼓励和支持社区嵌入式居家养老服务模式，依托社区平台提供多样化的上门照护服务和社区日间照料服务。推动养老服务供给侧结构性改革，改变养老机构的供给与需求脱节现象，建立多层次、多样化的养老产品和服务供给体系，满足不同健康状况老年人的养老服务需求。针对养老服务业床位指标和床位空置率双双上升的现象，需要加快补缺失能半失能老年人的长期照护服务，可以将现有养老机构分为社会福利院型、部分市场化公立机构、老年公寓型民营机构和部分护理型民营机构（王桥、张展新，2017）。养老服务机构和养老床位规划建设不宜以60岁及以上老年人总量为简单参考，主要以高龄老年人规模为依据，重点关注失能半失能老年人，补贴方式也应该从"补床位"转向"补人头"，避免资源闲置和使用效率低下。

第四，发挥政府在长期照护制度中的主导作用。长期照护保险制度的筹资模式应该以政府补贴为主、个人缴费为辅，特殊困难群体、少数民族、失独老年人等群体在缴费环节给予财政补贴。长期照护保险旨在满足城乡老年人提供基本的生活照料和康复需求。照护服务的改善性需求应该发挥市场作用，服务项目按照市场规则定价，服务提供方按照市场机制自负盈亏，政府既不在定价环节进行干预，也不在运行环节给予补贴，重点在于加强市场监管，民营机构与公办机构一视同仁，营造良好的市场环境，以有序竞争的市场机制推动养老服务产业可持续发展。

第五，鼓励民间资本进入长期照护和养老服务市场。庞大的老年群体在入住养老机构和日常生活照料、精神慰藉、心理调适、康复护理、临终关怀、紧急救助等方面的服务需求呈增长态势。养老服务市场也产生了多样化的问题，例如服务设施短缺、服务主体过于单一、服务供给严重不足、服务质量相对较低等。尽管老年人对于市场化的养老产品和服务供给仍存在信任疑虑，但长期来看必须要依靠政府和市场"两条腿"，必须鼓励和引导民间资本进入养老服务业。现行的养老服务政策及相关的优惠扶持政策过于强调服务活动的福利性、公益性，这在一定程度上挤压了民间投资的积极性，也否定了社会养老服务业活动的产业属性，致使民间资本投资养老服务业热情受阻，进入这一领域的民办养老服务单位也大多举步维艰。尽管政府每年投入巨额建设资金和运行补助，但养老服务覆盖面和受益面都不大，远远不能满足老年群体日益增长的服务需求。民间资本进入养老服务业，既可以拓宽养老服务业资金投入渠道，减轻公共财政负担，增加养老服务业有效供给，提高养老服务业的社会化水平；又可以拉动内需。

第六，加强长期照护和养老服务专业人才培育。人力资源成为养老服务最大的供给短板，当前养老机构及养老服务人员技术和管理服务水平低，处于"硬件"设施差，"软件"服务管理更差的现状。多数养老机构的管理、护理人员中，几乎没有一人是医护专业出身，护理人员主要是下岗女职工和农村妇女，普遍缺乏护理专业知识，缺乏行业指导和行业管理，养老服务机构要求管理和服务人员具备相当的医疗照护知识和奉献爱心的素质。日本的《护理保险法》规定，在养老机构里，每3位入住者必须配备1名有护理士资格的专业人员。护理士和护士是不同的专业，护理士都是来自大学社会福利护理专业的毕业生，持有二级资格证。在日立集团"笹丘"养老机构，对痴呆老年人的护理是一对一的照料服务，日医学馆的实践经验，为培育养老服务人力资源，提供了一个可适用的、可借鉴的成功经验。

第 二 章

内蒙古老年人生活状况与长期照护需求

　　老龄化问题不容小觑，2.5 亿老年人未来将成为中国最大的社会群体，解决他们的养老问题也将成为政府、社会面临的重大挑战。在严峻的人口老龄化形势下，2019 年中共中央、国务院颁布了《国家积极应对人口老龄化中长期规划》，作为积极应对人口老龄化的战略性、综合性、指导性文件。该文件提出到 2022 年，初步建立应对人口老龄化的制度框架；到 2035 年，更加科学有效地安排人口老龄化的制度；到 21 世纪中叶，与社会主义现代化强国相适应的应对人口老龄化的制度安排成熟完备。因此，探索建立和完善与养老相关的社会保障制度是目前适应老龄化形势的重要举措，如何应对由老龄化产生的一系列社会问题更是我国社会保障制度完善发展的重要导向。

　　社会保障制度是指通过一系列公共措施对国民收入进行再分配，为社会成员基本生活提供安全保障的社会制度。现有的在支持养老中发挥作用的社会保障制度主要是作为五大社会险种的养老保险制度，而养老保险制度更多的是为达到法定年龄的老年群体提供稳定可靠的收入来保障最基本的生活水平。

　　在庞大的老年人群中，失能失智老年人群因对照护服务的特殊需求成为其中一个特殊的群体，这也是本章研究对象。2016 年，我国有长期照护需求的人数最少达到 6000 万—7000 万人，影响 2 亿多人；2018 年，失智老年人已达 1200 万人。哪怕只有一个有照护需求的失能失智老年人，他背后却需要依靠一个家庭支撑照料，无疑加重了家庭负担，当前的养老保险制度在照护需求方面发挥的作用十分有限。

　　2016 年，人力资源和社会保障部发布了《关于开展长期护理保险制度试点的指导意见》，决定在全国 15 个地区启动长期照护保险制度试点，截至 2017 年年底，参保人数超过 4400 万，当年受益 7.5 万余人，基金支付比例达到 70% 以上，人均支付 7600 多元，制度保障功效初步显现。党的十九大报告提出要"推进医养结合"，2019 年，探索长期照护保险制度被纳入健康中国行动的老年健康促进行动。相较于东部和中部地区，西部地区社会经济发展相对落后，老年人群相对庞大，长期照护需求更大，西部地区长期照护制度试点工作正在展开。2019 年 7 月，为解决失能老年人照护问题，新疆乌鲁木齐市正式实施长期照护保险制度，这项制度将使 130 多万参加城镇职工基本医疗保险的人员受益。

一　相关研究进展

长期照护概念的定义随研究视角的不同而存在差异，通常意义上从"长期"和"照护"这两方面来界定其内涵，长期照护或可称为长期照护、长期介护、看护护理等。作为长期照护制度的重要部分，建立适合我国实际的长期照护保险是当前关于长期照护研究的重点。长期照护保险即 LTC，又称为看护护理保险或长期照护保险，主要指由于年迈、遭受重病或慢性病以及意外伤残等所致被保险人躯体部分或全部功能丧失导致生活不能自理，需在家中或入住相应机构接受外界给予长期康复和支持照护，对其所支付的各种康复和照护费用给予相应补偿的一种健康险种（荆涛，2006）。一般认为，长期照护保险是能为长期失能人员基本生活照料、与基本生活密切相关的医疗照护提供护理保障和经济补偿的一类保险，是在养老保险、医疗保险、失业保险、工伤保险和生育保险这五项传统社会保险之外的第六种社会保险制度。

"十三五"规划明确提出要推进我国长期照护保险相关建设，围绕长期照护保险的研究渐渐增多。在我国老龄化程度加剧的情形下，以失能老年人、失智老年人为基础的老年人照护问题的研究渐渐增多。尹尚菁和杜鹏（2012）根据北京大学 2008 年老年人健康长寿调查数据，从长期照护需求角度，分析性别间、各年龄组间、城乡间失能及失智老年人分布的特点，研究发现失能、失智老年人的长期照护需求在增加。孙正成（2013）从参保意愿角度着手，利用浙江省 17 个县市的调查数据，研究了实施长期照护保险的可行性和阻碍，并建议设置社保型老年长期照护保险。张盈华和闫江（2015）认为，机构、家庭和社会的养老服务政策供给不足，家庭结构变化和中年女性的人数下降，社会养老服务市场的不健全是建立长期照护制度的三大瓶颈。丁宏志和魏海伟（2016）基于《2010 年中国城乡老年人口状况追踪调查个人问卷（城市部分）》数据，运用 Logistic 回归方法分析了城市老年人购买长期照护保险的意愿，发现城市老年人购买此类保险的意愿不高，并且购买意愿受人口社会、经济、替代、健康和意识因素的影响。林裕静（2018）利用自己在上海已开展长期照护保险试点的市区收集的问卷数据，基于安德森模型理论和 Logistic 回归方法，分析了上海市的老年人长期照护服务需求及其影响因素。

随着我国长期照护保险制度试点工作的展开，对于长期照护保险制度的探讨与研究集中围绕试点城市展开，总结和评价试点成果具有重要意义。这部分的研究多为对试点地区的比较分析，从政策内容出发，结合试点当地的实际情况，考察长期照护保险制度的施行情况，提出相关意见或建议。杨玉秀（2018）认为各试点城市在经济发展水平、财政实力、医疗保险政策和医保基金结余上各异，因此各地市应在国家基本原则的指导下，在参保覆盖、资金筹措、保障对象、支付标准和运营管理方面，依据本地市实际制定长期照护保险制度。王群等（2018）运用文本内容分析法，比较 14 个试点城市的长期照护保险的方案，构建以参保对象、筹资机制、保障对象、服务形式和待遇支付为主的分析框架，研究主要认为需要建立多渠道筹措机制，妥善结合补偿型支付、定额支付，合理设置支付标准。面对长期照护保险现金给付和服务供给的长期性，李元和邓琪钰（2019）用模糊综合评价法评价了长期照护制度在长春市长期照护方面取得的效果。姚虹（2020）对 15 个试点地区的长期照护保险制度实施方案进行比较分析，分析表明在参保对象、给付对象、筹资主体、保障内容方面，需要我国老龄化、城乡倒置等客观现实具体设定，同时需要将当前我国家庭养老比重过高和信息技术的发展考虑进围绕长期照护的制度、基础设施建设中。

参考发达国家建立长期照护制度的经验成为这部分研究的重要方面，比如照护模式、评估机制、法律法规等方面的学习借鉴。谢立黎等（2019）对美国、日本、德国的老年人照护体系从运作系统、目标系统、资源系统、传递系统这几个方面进行了比较分析，为我国长期照护制度的照护理念、资源整合、筹资机制、评估和监控体系的探索和建设带来启示。

随着政策推行和研究的深入，我国长期照护保障制度在构建过程中暴露出一些问题，对于这些误区和问题，一些学者认为需要实事求是和辩证唯物地对待、解决。李珍和雷咸胜（2019）认为建设我国长期照护保障制度要以实际的失能人口规模和需求为导向，注重制度与经济发展水平相适应，而不能一味地根据失能人群增长、国外的情况等紧急推进长期照护制度的建立。

本书主要目标：一是区别于使用试点城市或全国层面的数据或信息，本书数据来自位于西部地区的内蒙古，数据信息具有新颖性，并且因为鲜有文献单一地研究这一地区，关于老年人长期照护保险制度的研究有助于扩展我国长期照护服务问题的研究范围，为建立适合西部地区的长期照护保险制度带来些许启示。二是结合当前脱贫攻坚背景，考察在脱贫工程实施完成之后，西部地区长期照护保险应该如何推进。三是考虑到长期照护保险制度在我国并未作为一般制度推行，推行经验以试点经验为主，运用 Logistic 回归方法，探究了内蒙古城市老年人选择由政府主导的，政府、单位、个人共同分担费用的长期照护保险的影响因素，从参保意愿角度对西部地区长期照护保险的推行进行分析。希望通过本书分析，能够尽可能为推动这一制度成为我国社会保障的一部分做出贡献，更好地应对严峻的人口老龄化形势。

二 调查数据基本情况

（一）数据介绍

中国社会科学院国情调研内蒙古基地项目中的"城市老年人长期照护服务需求问卷调查"面向内蒙古城市老年人，年龄主要在 60 岁及以上，问卷内容包括城市老年人个人及家庭基本情况、经济状况、医疗费用负担及医保情况、健康状况及生活质量、护理服务意愿及需求、生活照料现状及生活环境、参加长期照护保险的认知七个部分。根据本章研究需要，使用 2018 年调研最终有效样本，其数量为 914 份。

（二）样本特征

根据问卷中"个人及家庭基本情况"部分，了解一下被调查者的基本结构，其个人基本情况见表2-1。其中，受访对象以女性居多，有效样本量达到56.56%。受访者年龄半数以上在60（含）—70岁，比重达到58.64%，大多数受访老年人是汉族。在文化程度方面，小学及以下的受访者比重达到近一半，总体上看，初中及以下学历的老年人占比达到75.49%，文化程度低的样本比重较大。有配偶或同居的老年人占大多数，丧偶老年人次之，有0.88%的老年人为失独老年人。

表 2-1　　　　　　　　被调查者个人基本情况

样本特征	类别	样本个数（人）	百分比（%）
性别	男	397	43.44
	女	517	56.56
年龄	60（含）—65岁	299	32.71
	65（含）—70岁	237	25.93
	70（含）—80岁	266	29.10
	80岁及以上	112	12.25
民族	汉族	851	93.11
	少数民族	63	6.89
文化程度	小学及以下	456	49.89
	初中	234	25.60
	高中/中专/职高/技校	175	19.15
	大学/大专及以上	49	5.36
婚姻状况	未婚	3	0.33
	有配偶/同居	700	76.59
	离婚	9	0.98
	丧偶	202	22.10
是否失独	失独	8	0.88
	非失独	906	99.12

注：因四舍五入处理，百分比相加可能不等于100%，数据出现误差不做调整。下同。

　　表 2-2 给出了被调查者家庭、养老的一些基本情况，反映出被调查老年人生活环境、家庭结构的特点。97.92% 的老年人选择居家养老，并且大多数老年人为独居或与配偶居住，与子女或孙子女同住的比重仅为 3.61%，反映在一起居住的家庭人口数上也以 1 人或 2 人居多。由于调查本身的特点，66.96% 受访者拥有本市非农业户口，大多数拥有本市户口。有 80.53% 的被调查者有领取离退休金、养老金。

表 2-2　　　　　　　　　　被调查者家庭、养老概况

样本特征	类别	样本个数（人）	百分比（%）
居住状况	独居	580	63.46
	与配偶居住	300	32.82
	与子女或孙女居住	33	3.61
	其他	1	0.11
养老方式	居家养老	895	97.92
	依托社区养老	8	0.88
	养老机构	11	1.20
户籍类型	本市农业	269	29.43
	本市非农业	612	66.96
	外市户口	33	3.61
一起居住的家庭人口数（人）	0	18	1.97
	1	214	23.41
	2	548	59.96
	3	46	5.03
	≥4	88	9.63
是否领取离退休金、养老金	是	736	80.53
	否	178	19.47

（三）健康状况

　　失能老年人、失智老年人是长期照护保险的主要受益者，老年人的身体健康状况是制定和推行长期照护保险制度的重要依据和参考。从表 2-3 中可以看出，绝大多数受访老年人患有慢性病，这一比重达到

76.04%。长远来看，长期照护保险制度的推行存在必要性。

表 2 - 3 患有慢性病的调查

患慢性病情况	样本人数（人）	百分比（%）	累计百分比（%）
是	695	76.04	76.04
无	219	23.96	100.00

表 2 - 4 给出了受访者日常生活自理能力的情况。超过半数老年人能够自理，"部分自理"及"不能自理"的比重较低。考虑到受访老年人的年龄分布特征，图 2 - 1 给出了各个年龄段老年人的自理能力分布状况，反映出能够自理的老年人人数占比较多。

表 2 - 4 受访者日常生活自理能力概况

自理情况	样本人数（人）	百分比（%）	累计百分比（%）
身体健康，还可以照顾别人	279	30.53	30.53
能自理	564	61.71	92.23
部分自理	56	6.13	98.36
不能自理	15	1.64	100.00

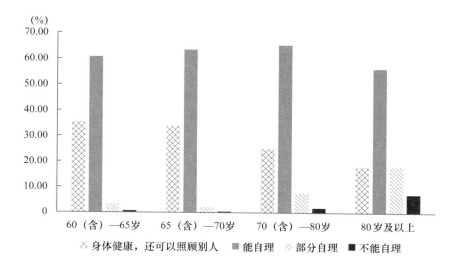

图 2 - 1 各个年龄段老年人的自理能力分布状况

（四）生活照料现状

表2-5给出了老年人日常照料情况。57.22%的受访老年人在日常生活中有人照料。其中，最主要是由配偶、儿子/儿媳照顾，由配偶照顾的比重为56.35%，由儿子/儿媳照顾的比重为26.26%，而拜托保姆/家政服务人员、养老机构人员进行生活照料的总占比仅为2.84%，老年人生活照料具体情况见表2-6。

表2-5 老年人日常照料情况

照料情况	样本人数（人）	百分比（%）	累计百分比（%）
有人照料	523	57.22	57.22
无人照料	391	42.78	100.00

表2-6 老年人日常生活主要由谁照顾

照顾情况	样本人数（人）	百分比（%）	累计百分比（%）
配偶	515	56.35	56.35
儿子/儿媳	240	26.26	82.60
女儿	54	5.91	88.51
女婿	2	0.22	88.73
孙子女	3	0.33	89.06
保姆/家政服务人员	10	1.09	90.15
养老机构人员	16	1.75	91.90
其他	74	8.10	100.00

进一步地，考虑到年龄的差异，图2-2明显反映出子女在居住层面上跟老年人之间存在一定距离。在生活照料和养老层面，老年人依靠子女亲人的能力十分有限。

表2-7关注老年人对生活照料的满意度。31.40%的受访老年人对目前生活照料非常满意，评价"比较满意"的占比接近一半，为48.80%，同时对满意度评价负面和"一般"的老年人也有一定比重。

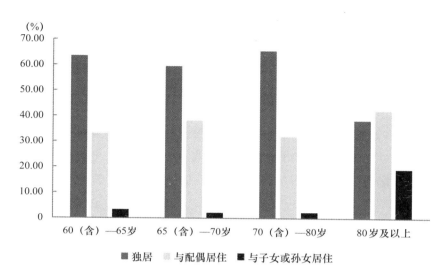

图2-2　各个年龄段老年人的居住情况分布

表2-7　　　　　　　　　　老年人对生活照料的满意度评价

评价	样本人数（人）	百分比（％）	累计百分比（％）
非常满意	287	31.40	31.40
比较满意	446	48.80	80.20
一般	165	18.05	98.25
不太满意	15	1.64	99.89
很不满意	1	0.11	100.00

随着老龄化程度加深和家庭小型化趋势加强，依靠家庭或子女照料养老越来越难以实现，上面的分析在一定程度上反映出这种趋势。

（五）参保认知概况

根据"参加长期照护保险的认知"栏目，表2-8给出了"若政府通过保险方式为您提供长期照护服务，政府、单位、个人共同负担费用"，受访者选择参保的意愿情况。绝大多数的受访者表示愿意接受这种政府主导的长期照护保险，比重达到83.59％。

表 2 - 8   受访者参保意愿情况

参保意愿	样本人数（人）	百分比（%）	累计百分比（%）
不愿意	764	83.59	83.59
愿意	150	16.41	100.00

表 2 - 9 给出了部分受访者不愿意参加长期照护保险的一些原因。经济上不可承受、更指望子女照料、对政策不了解这三个方面都是老年人不愿参保的原因，所占比重都在 30% 左右，是不愿参保原因中的主要方面。

表 2 - 9   部分受访者不愿参保原因

原因	样本人数（人）	百分比（%）	累计百分比（%）
经济上无法承受	62	31.31	31.31
更指望子女照料	59	29.80	61.11
对政策不了解	68	34.34	95.45
其他	9	4.55	100.00

三　参加长期照护保险的意愿分析

当前，各地区推行长期照护保险制度更多的还是依靠政府的力量和支持，因此对参加政府主导的长期照护保险有必要进行探讨。这一部分用 Logit 模型对参加长期照护保险进行了参保意愿分析。

（一）变量设定

本书研究的是城市老年人对政府主导的长期照护保险的参与意愿情况，因此被解释变量选取问卷中"若政府通过保险方式为您提供长期照护服务，政府、单位、个人共同负担费用，您是否愿意？"的问题来构建，其中"愿意"赋值为 1，"不愿意"赋值为 0，剔除选择"不清楚"的样本。

1968 年罗纳德·安德森建立了医疗卫生服务利用模型用来解释具

有不同人口学、社会经济特征的人群在医疗卫生服务利用行为上存在的巨大差别，该模型简称为"安德森模型"。几十年间，经过许多医疗卫生领域学者们的研究完善，这一模型在美国、欧洲等医疗卫生服务研究领域中得到广泛应用。当前我国长期照护保险制度尚未普及，并且有关长期照护保险的研究较少涉及理论分析框架以及指标选择的问题，而安德森模型从个体角度入手，提供了一个完善的个体医疗卫生服务利用行为的理论框架和指标体系，因此本书基于这一模型提供的分析思路来选择解释变量。

2013 年经过修订的安德森模型以"个人"为分析单位，包括情景特征、个人特征、健康行为和健康结果四个维度，各维度之间存在相互作用关系。情景特征维度与个人特征维度为影响健康行为的前置因素，包括环境和个人两个层面的影响因素；健康行为维度反映个体对医疗服务的使用或个体的保健行为情况，包括实现的医疗卫生服务利用、实现的个人自我保健和医疗服务过程等影响因素；健康结果维度反映个体对医疗服务利用效果的评价，包括个体对健康状况、医疗效果和满意度、生活质量的评价。基于安德森模型并结合调查问卷特点，本书选取的解释变量见表 2 – 10。

表 2 – 10　　　　　　　　　　研究变量及测量

变量类型		变量名	变量测量
被解释变量		参与意愿	"若政府通过保险方式为您提供长期照护服务，政府、单位、个人共同负担费用，您是否愿意？""愿意" = 1，"不愿意" = 0
解释变量	前置因素	性别	男 = 1，女 = 0
		年龄	60—65 岁 = 1，66—70 岁 = 2，71—79 岁 = 3，80 岁及以上 = 4
		婚姻状况	未婚 = 1，有配偶/同居 = 2，离婚 = 3，丧偶 = 4
		文化程度	小学及以下 = 1，初中 = 2，高中/中专/职高/技校 = 3，大学/大专及以上 = 4
		居住状况	独居 = 1，与配偶 = 2，与子女或孙子女同住 = 3，其他 = 4

续表

变量类型	变量名	变量测量
解释变量	**健康行为** 是否领离退休金、养老金	是 = 1，否 = 0
	社区是否提供养老服务	是 = 1，否 = 0
	上一年去医院或诊所看过几次病	0 次 = 1，1—3 次 = 2，4—6 次 = 3，7—9 次 = 4，10 次及以上 = 5
	养老方式	居家养老 = 1，依托社区养老 = 2，养老机构 = 3
	健康结果 目前日常生活自理能力	身体健康且能照顾别人 = 1，能自理 = 2，部分自理 = 3，不能自理 = 4
	对目前生活照料的满意度	非常满意 = 1，满意 = 2，一般 = 3，不太满意 = 4，很不满意 = 5

（二）模型构建

由上文介绍，我们研究的被解释变量，即"对政府主导的长期照护保险的参与意愿"为二值数据，愿意参与为 1，不愿意为 0，因此采用 Logistic 回归帮助分析。研究参与长期照护保险意愿的影响因素所使用的 Logit 模型具体展开形式为：$p = P(Y = 1 \mid X) = F(X, \beta)$，其中，$Y$ 是内蒙古城市老年人参与政府主导的长期照护保险的二元选择变量，X 是影响参与长期照护保险意愿的解释变量；p 是内蒙古城市老年人愿意选择长期照护保险的概率，F 是逻辑分布的累积分布函数，$\ln\left(\dfrac{p}{1-p}\right)$ 是对数概率比；构造模型 $f(p) = \ln\left(\dfrac{p}{1-p}\right) = \beta_0 + \beta_i X + \varepsilon$，$\varepsilon_i$ 是随机误差项。

根据上文影响老年人选择长期照护保险的四个维度、三大因素，本书将这几个因素分别纳入模型，即模型 $f(p)$ 包括了情景特征、个人特征的前置因素，代表健康行为的因素以及代表健康结果的因素，具体模型形式如下：

$$f(p) = \beta_0 + \beta_1 X_{前置因素} + \beta_2 X_{健康行动} + \beta_3 X_{健康结果} + \varepsilon$$

（三）实证结果

从样本总体来看，内蒙古城市老年人是倾向于购买政府主导的长期照护保险的，愿意购买比重达到83.59%。在参加长期照护保险意愿上，表2-11给出了内蒙古城市老年人参加长期照护保险意愿分析回归结果。

表2-11　内蒙古城市老年人参加长期照护保险意愿分析回归结果

解释变量	类别	Odds Ratio	解释变量	类别	Odds Ratio
性别（男）	女	1.050758	是否领离退休金、养老金（否）	是	1.462076
年龄（80岁及以上）	60（含）—65岁	2.15921**	上一年去医院或诊所看过几次病（0次）	1—3次	0.7765099
	65（含）—70岁	2.329692**		4—6次	1.122176
	70（含）—80岁	1.249321		7—9次	0.7737362
				10次及以上	0.5088779
婚姻状况（未婚）	有配偶/同居	6.130204	养老方式（居家养老）	依托社区	—
	离婚	3.379589		养老机构	—
	丧偶	3.133222			
文化程度（小学及以下）	初中	1.297259	社区是否提供养老服务（否）	是	1.157408
	高中/中专/职高/技校	1.27887	目前日常生活自理能力（身体健康且能照顾别人）	能自理	2.895703***
				部分自理	2.071164*
	大学/大专及以上	0.9417857		不能自理	1.522859
居住状况（独居）	与配偶	0.5922597**	对目前生活照料的满意度（非常满意）	满意	0.5500004***
	与子女或孙子女同住	1.576982		一般	0.5498089**
	其他	—		不太满意	0.5204852
				很不满意	—
cons	0.3987988				
LR Chi^2（24）	59.11				
Prob > Chi^2	0.0001				

　　注：*、**、***分别为在10%、5%和1%的水平下具有显著性。西部地区老年人参加长期照护保险的意愿受到很多因素的影响，表中自变量括号里的是设定参照组。

首先，关注前置因素方面，可以看到，年龄、居住状况对老年人参保意愿有显著影响，而性别、婚姻状况、文化程度则没有表现出显著的相关性。性别上，女性的参保意愿是男性的 1.05 倍。相比较 80 岁及以上的老年人，60（含）—70 岁的老年人愿意参加长期照护保险概率高出 2 倍左右，并且年龄因素对参保意愿的影响是显著的。尽管离婚、丧偶、有配偶/同居参保概率高于未婚的老年人，但是后者愿意参保的概率更大。文化程度高低对参加长期照护保险的影响不大，随着文化程度水平的提高差异越来越小。与配偶同住的老年人参加长期照护保险的概率是独居老年人的 59.2%，这一居住状况对参保意愿具有显著影响，这与其他文献发现的有配偶老年人更愿意购买长期照护保险的结论有所差异，同时与子女或孙子女同住的老年人更加倾向于选择参保，参保概率是独居老年人的 1.58 倍。

其次，健康行动方面的因素对老年人参加长期照护保险意愿没有很显著的影响。已领取离退休金、养老金的城市老年人参保可能高约 1.46 倍，而离退休金、养老金作为老年人的主要经济来源，这可能反映出参保意愿与老年人经济状况存在一定关系。去医院或诊所看病的次数对参保意愿的影响具有不确定性。社区有提供养老服务的老年人选择参保的概率高约 1.16 倍。

最后，关注健康结果因素方面，"目前日常生活自理能力""对目前生活照料的满意度"对老年人参加长期照护保险都具有显著影响。自理能力为"能自理"的老年人更加倾向于选择参加长期照护保险，比身体健康的老年人的参保概率高约 2.90 倍，这一影响因素具有显著性；同时，"部分自理"也在 10% 的显著性水平上影响老年人的参保意愿，使参保概率高出约 2.07 倍。而在对目前生活的满意度上，相比于非常满意的老年人，评价"满意"显著减少了老年人的参保意愿，参保可能性仅为前者的 55%，同时评价"一般"的老年人在 5% 的显著性水平上降低了老年人参加长期照护保险的意愿，参保概率仅为 55%。

四　主要结论与启示

（一）健全城乡退休、养老保障制度，积极普及长期照护保险政策

以内蒙古城市样本为代表的西部地区老年人参加长期照护保险的意

愿是比较高的，说明开展实施长期照护保险制度是有必要的。对"不愿参保原因"的调查结果表明"经济上无法承受""更指望子女照料"以及"对政策不了解"是主要原因，而我国家庭结构小型化发展的趋势使子女在参与老年人照护中发挥的作用越来越有限，上文的数据分析也佐证了这一点，因此经济层面的支持和深入家庭普及长期照护保险的相关政策可能会帮助推行长期照护保险制度。

政策层面，内蒙古城市老年人参加城乡社保率较高，政府可以考虑从现有的社会保障体系出发，加大对有长期照护需求的老年人的支持。此外，将长期照护保险作为第六险种纳入社会保障体系时应考虑到受保人的经济负担问题，针对受访者希望政府具体负担哪些方面，图 2 - 3 给出了一个参考。

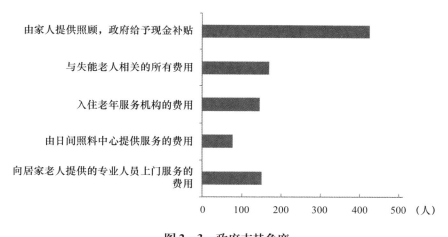

图 2 - 3　政府支持角度

（二）丰富不同群体的长期照护服务的供给

在参与长期照护保险的需求分析中，年龄对参保意愿有显著影响，特别是 60（含）—70 岁的老年群体。正如图 2 - 1、图 2 - 2 显示，这些群体的老年人以独居或与配偶一同居住的情况居多，随着年龄增加，自理能力渐渐下降，因此，长期照护保险在保障和帮助失能老年人、失智老年人日常生活的同时，相关养老护理服务也应该面向 60（含）—70 岁有自理能力的老年人，这样做一定程度上保障了他们的身体健康，降低了随着年龄增大、健康状况下降导致的长期照护需求的增加，从而总体上减轻后续长期照护保险制度的压力。这种"防患于未然"的措施安排也能帮助改善老年人的生活质量。

（三） 建立完善的长期照护服务需求评价体系

对当前生活照料满意的老年人选择参加长期照护保险的概率显著减少，因此在推行这一保险制度时，应该结合参保受益人的生活情况、身体状况、主观评价等，建立合理的评估体系。政府主导的长期照护保险制度具有社会公共服务性质，一方面要让真正有需要的人享受到保障，做到"老有所养""病有所医"，但另一方面，长期照护保险的公共服务性质要求该制度应覆盖范围广。因此，根据个人需求、家庭实际情况等因素确定保险给付等安排有助于这一保险制度前期的接纳和推广。

第 三 章

老年人生活自理能力与长期照护需求

一 相关研究进展

长期照护体系的建立完善是应对老龄化社会到来的重要举措之一，在生活自理上存在困难的老年人是重点关注对象。根据国家统计局发布的数据，至 2019 年年末，我国 60 岁及以上人口达到约 2.54 亿人，占总人口的 18.1%，其中 65 岁及以上人口约 1.76 亿人，占总人口数的 12.6%，[①] 将很快步入高龄化社会[②]行列。

老龄化程度不断加深，随之而来的是失能半失能老年人比重提升和规模增大，而正是这一群体对照料服务的需求最多、最迫切（刘晶，2001）。当老年人丧失生活自理能力时，就可将其认定为失能老年人。第四次中国城乡老年人生活状况抽样调查的结果[③]显示，2015 年全国城乡失能半失能老年人口约有 4063 万人，占老年人总人口数的 18.3%。在对老年人口失能率[④]进行测算的相关研究中，潘金洪等（2012）利用第六次全国人口普查数据测算，认为我国老年人口总失能率为 2.95%，张文娟和魏蒙（2015）则通过多个数据来源的测算比较认为中国城乡老年人失能率应在 10.48%—13.31%，并肯定了中国城乡老年人生活

---

① 国家统计局：《2019 年国民经济运行总体平稳　发展主要预期目标较好实现》，http：//www.stats.gov.cn/tjsj/zxfb/202001/t20200117_ 1723383.html。
② 即 "65 岁及以上人口数占比达到 14%"。
③ 中国老龄科学研究中心：《第四次中国城乡老年人口生活状况抽样调查数据发布》，http：//www.crca.cn/sjfw/2019 - 11 - 21/1564.html。
④ 即失能老年人在老年人口中所占比重。

状况调查对老年人生活自理能力的测量方法。尽管不同学者的测算受方法和数据的影响出入较大，但客观上也反映了应对这一问题的紧迫性。

随着人口老龄化的推进，失能失智老年人口发生率也会快速攀升（杨团，2016），家庭和社会将面对越来越大的压力。因此，正确认识失能半失能老年人群体特征与需求能够为长期照护体系的建立和完善提供有益参考，具有重要意义。

参考曹艳春和王建云（2013）的研究视角，"长期照护"概念可以从"长期"与"照护"两个方面展开。"长期"规定了照护服务持续的时间，不同学者对这一时长规定的看法不同，甚至有研究认为长期照护服务可采取间歇式提供的形式。"照护"二字包含照护对象、照护内容与照护形式等方面内容。首先，长期照护对象具有的特点包括患有疾病、具有功能障碍等，这一定义并未将照护对象限定为老年人，但老年人中符合上述特点的比例相对更大，因此有学者明确指出长期照护的对象为失能失智老年人（杨团，2016）；其次，长期照护内容根据不同标准有不同的分类，但总结来看，日常生活照料与医疗照护照料一起构成长期照护的最主要内容（景跃军、李元，2014）；最后，照护内容、照护场所等都可以作为长期照护形式的划分标准，以照护场所作为标准可将之划分为家庭照护、集中机构照护与社区照护三类，以对家庭照护或专业机构人员照护的选择情况也可分为非正式照护与正式照护。

由于生活自理能力缺失，失能半失能老年人对长期照护服务理应存在较大需求，但相关研究显示出这一群体对机构照料与照护保险存在主观排斥（李强等，2015）。总结国内已有研究，影响失能半失能老年人长期照护需求的因素主要有以下几点。第一，经济因素。家庭经济条件决定了对长期照护服务的购买能力（苏群等，2015），家庭经济条件越好，则选择社会化照护的可能性就越大，但彭希哲等（2017）的研究发现收入水平与正式长期照料选择概率间呈 U 形关系；相类似的，张强和高向东（2016）的实证分析表明长期照护的费用多少在影响服务需求外，对主观护理服务满意度也存在负向影响。第二，家庭因素。一方面，有配偶及子女照顾者更偏好居家照护，居家照护的意愿形式（亲人照护或上门服务）又与居住方式选择相关；另一方面，家庭因素对老年人参与长期照护保险的意愿也存在影响，子女越多，家庭经济条件越好，则老年人参保的可能性越小（雷咸胜、胡宏伟，2020）。第三，健康因素。一般认为健康状况与长期照护需求为负相关关系，老年人健康状况越差，自理能力越低，对长期照护的需求就会越多（李伟峰、原翠娇，2015）；尽管慢性病是失能半失能老年人需要照护的重要原因之一，但不同种类慢性病对生活自理能力的影响并不一致（彭希哲等，2017）。第四，文化因素。传统孝道观念下子女负有对老年人关心照护的责任，由此抑制了对机构照护服务的需求（王静、吴明，2008）。第五，其他因素。老年人的个人意愿（姜向群、刘妮娜，2014）、市场或社区长期照护供给（张强、高向东，2016；彭希哲等，2017）、教育程度（金卉，2017）、年龄（李强等，2015）等因素对老年人长期照护需求都存在影响。

已有文献对长期照护概念与内容界定、老年人长期照护需求及其影响因素都进行了较为丰富的探讨，也进行了一些实证研究，但多数研究都基于小范围的抽样调查数据开展，部分研究还存在将"长期照护"视作"养老"之同义转换的现象。同时，多数实证研究仅关注各类因素与长期照护需求的相关关系，并未就长期照护的具体内容与形式展开更为深入的讨论。本书利用2017—2020年度在内蒙古多个城市的最新调研数据，具有较好的代表性，并以直观统计分析的方式展现城市失能半失能老年人群体的特征、长期照护需求与意愿现况。

二　数据来源与研究方法

本书所用数据来自2017—2020年度在内蒙古进行的"城市老年人长期照护服务需求问卷调查"项目，受调查城市包括赤峰市、巴彦淖尔市、鄂尔多斯市、呼和浩特市和通辽市，调查对象为60岁及以上老年人。问卷调查内容包括受访者个人及家庭基本情况、个人收入与家庭经济状况、医疗费用负担与医疗保障、健康状况与生活质量、护理服务意愿和需求、参加长期照护保险的认知、生活照料现状和生活娱乐与居住环境八个方面，共计3071个样本。

为探讨老年人生活自理能力与其长期照护需求之间的关系，根据受访者对问题"您目前日常生活自理的能力"的回答将样本分成三组：

"身体健康"组（身体健康，还可以帮助别人）、"能够自理"组（能自理）与"失能半失能"组（部分自理或不能自理）。删去对这一问题回答的缺失值项，得到有效样本共2979个，三个组别所含样本量分别为1126个、1663个和190个，分别占总样本量的37.80%、55.82%与6.38%。

本书研究使用统计描述的方法，主要通过比较分析的途径观察三类群体在个体与家庭特征、生活状况、健康状况等方面的差异，以直观的方式展现失能半失能老年人长期照护意愿与需求状况，分析其主要影响因素。各方面情况分析中涉及的指标与数据处理方式将在后文相应部分进行说明。

三 城市失能半失能老年人生活与长期照护需求现状分析

分析城市失能半失能老年人生活自理能力与长期照护需求之间的关系，首先需要从整体上认识老年人群体的生活现状。结合问卷调查数据，本章后文从城市老年人的个体与家庭基本特征、生活状况、健康状况与长期照护需求等角度出发，着重对比分析失能半失能老年人生活与长期照护需求的主要特征。

（一）失能半失能老年人的基本特征

城市老年人基本特征包括性别、年龄、民族等方面，具体情况如表3-1所示，其占比均为组内占比。不同指标在统计上存在不同程度的缺失，除"能够自理"组与"失能半失能"组在户籍类型指标上缺失较为严重（均为8%左右）外，其他各项指标的缺失项比例都很小（个别缺失较多者也控制在4%之内），故在计算各指标组内占比时仍使用生活自理能力标准下的各组有效样本量作为计算分母。但就户籍类型来说，以这一问题的有效填写量为分母计算得出的整体分布情况与表3-1所示并无明显差异，"身体健康"组与"能够自理"组以本市非农户为主，"失能半失能"组则在本市农业与非农业户口上分布基本相同。

通过组别间的比较，失能半失能老年人较其他组主要存在以下突出特征。

一是整体年龄偏大。失能半失能组80岁及以上老年人占比（47.89%）远高于另外两组（9.06%与15.63%），70岁及以上占比达到76.31%，也高于其他组的40.85%与51.53%。

二是整体文化程度偏低。表现为受教育程度在小学及以下的比例（58.42%）较其他两组分别高出18.01个百分点、11.46个百分点。

三是丧偶比例较高。有效样本中失能与半失能老年人丧偶比例达到40%，分别高出"身体健康"组与"能够自理"组21.88个百分点、14.92个百分点。

表3-1　　　　各组老年人个人与家庭基本特征

个体与家庭特征		"身体健康"组		"能够自理"组		"失能半失能"组	
		频数（人）	占比（%）	频数（人）	占比（%）	频数（人）	占比（%）
性别	男	525	46.63	709	42.63	93	48.95
	女	592	52.58	954	57.37	96	50.53
年龄	60（含）—70岁	666	59.15	802	48.23	44	23.16
	70（含）—80岁	358	31.79	597	35.90	54	28.42
	≥80岁	102	9.06	260	15.63	91	47.89
民族	汉族	992	88.10	1468	88.27	173	91.05
	少数民族	121	10.75	175	10.52	15	7.89
文化程度	小学及以下	455	40.41	781	46.96	111	58.42
	初中	283	25.13	435	26.16	35	18.42
	高中	268	23.80	317	19.06	24	12.63
	大学（大专）及以上	117	10.39	117	7.04	19	10.00
婚姻状况	未婚	5	0.44	3	0.18	3	1.58
	有配偶	876	77.80	1170	70.35	95	50.00
	离婚	17	1.51	17	1.02	3	1.58
	丧偶	204	18.12	417	25.08	76	40.00
	同居	13	1.15	27	1.62	5	2.63

续表

个体与家庭特征		"身体健康"组		"能够自理"组		"失能半失能"组	
		频数(人)	占比(%)	频数(人)	占比(%)	频数(人)	占比(%)
是否失独	失独	54	4.80	43	2.59	7	3.68
	非失独	968	85.97	1517	91.22	166	87.37
户籍类型	本市农业	336	29.84	574	34.52	83	43.68
	本市非农业	667	59.24	875	52.62	86	45.26
	外市户口	94	8.35	87	5.23	6	3.16

注：因四舍五入处理，占比相加可能不等于100%。下同。

（二）失能半失能老年人的生活状况

本部分主要从生活居住条件、家庭经济状况与生活照料情况三个方面展开描述失能半失能老年人的生活状况。由于部分指标存在程度不一的缺失，在计算组内占比时均使用相应问题的有效回答量作为基数，具体分析如下。

1. 生活居住条件

如表3－2所示，"失能半失能"组在居住方面的主要特征体现在以下三个方面。

首先，居住方式以独居为主。组内有53.26%老年人选择独居，这一比例分别高出其余两组8.88个百分点、9.70个百分点；同时，与子女或孙子女同住的比例达到14.67%，较其他组均高出5个百分点左右。

其次，居住房屋条件劣于其余两组。一方面，失能半失能老年人居住楼房的比例（77.78%）显著低于"身体健康"组与"能够自理"组（88.42%和89.71%），居住平房的比例高于另外两组；另一方面，所住楼房设有电梯的比例较其余两组分别低6.74个百分点和5.16个百分点。考虑到该组老年人本就在生活自理方面存在困难，整体较差的居住房屋条件应会导致对照护服务的需求增加。

最后，居住小区条件整体也劣于其余两组。从社区卫生院或诊所、门禁系统和保安24小时值班三方面配套上看，"失能半失能"组获得相应服务的比例都相对偏低，同时居住社区未提供养老服务的比例（78.72%）较"身体健康"组和"能够自理"组高18.67个百分点、5.66个百分点。

表 3 - 2　　　　　　　　　　各组老年人生活居住条件

生活居住条件		"身体健康"组		"能够自理"组		"失能半失能"组	
		频数(人)	占比(%)	频数(人)	占比(%)	频数(人)	占比(%)
居住方式	独居	490	44.38	714	43.56	98	53.26
	与配偶同住	510	46.20	775	47.28	57	30.98
	与子女或孙子女同住	101	9.15	148	9.03	27	14.67
	其他	3	0.27	2	0.12	2	1.09
居住的房屋类型	楼房	542	88.42	619	89.71	63	77.78
	平房	68	11.09	68	9.86	17	20.99
	简易房	2	0.33	2	0.29	0	0.00
	其他	1	0.16	1	0.14	1	1.23
所住楼房是否有电梯	有	154	24.60	169	23.02	15	17.86
	无	472	75.40	565	76.98	69	82.14
小区是否有社区卫生院或诊所	有	374	59.37	385	52.24	35	41.18
	无	256	40.63	352	47.76	50	58.82
小区是否有门禁系统	有	265	42.20	282	38.37	29	34.12
	无	363	57.80	453	61.63	56	65.88
小区是否有保安24小时值班	有	368	58.51	417	56.73	33	38.82
	无	261	41.49	318	43.27	52	61.18
居住社区是否提供养老服务	有	169	15.31	286	17.31	26	13.83
	没有	663	60.05	1207	73.06	148	78.72
	不清楚	272	24.64	159	9.62	14	7.45

2. 家庭经济状况

以受访老年人及其配偶（健在）领取离退休金的情况作为反映家庭经济状况的指标，结合受访者对家庭经济状况的评价进行分析可知，整体上失能半失能老年人家庭经济情况相对较差，如表 3 - 3 所示。

首先，从受访老年人本人情况看，领取离退休金与养老金的比例和另外两组基本持平；但在领取类型上，失能半失能老年人主要以城乡居民社会养老保险为主（42.67%），这一比例较"身体健康"组和"能够自理"组高 19.07 个百分点和 11.09 个百分点，领取机关事业单位离退休金和城镇职工养老保险的比例都低于另外两组。

其次，失能半失能老年人配偶（健在）领取离退休金的比例（60.61%）显著低于"身体健康"组的 74.84% 和"能够自理"组的 76.71%，在领取类型上基本与其配偶一致，以城乡居民社会养老保险为主。

最后，从对家庭经济情况的主观评级来看，超过半数（51.22%）的失能半失能老年人认为家庭经济状况入不敷出，这一比例较其余两组分别高 29.93 个百分点、22.29 个百分点，认为家庭经济状况收支平衡的比例也相对低 14.43 个百分点和 13.49 个百分点，这间接说明失能半失能老年人整体经济压力较大。

表 3 - 3　　　　　　　　各组老年人家庭经济状况

家庭经济状况		"身体健康"组		"能够自理"组		"失能半失能"组	
		频数(人)	占比(%)	频数(人)	占比(%)	频数(人)	占比(%)
是否领取离退休金、养老金	是	894	80.25	1365	83.44	150	80.65
	否	220	19.75	271	16.56	36	19.35
本人领取离退休金、养老金的类型	机关事业单位离退休金	218	24.38	309	22.64	29	19.33
	城镇职工养老保险	388	43.40	479	35.09	38	25.33
	城乡居民社会养老保险	211	23.60	431	31.58	64	42.67
	城乡低保补贴	26	2.91	67	4.91	12	8.00
配偶（健在）是否领取离退休金	是	580	74.84	764	76.71	60	60.61
	否	195	25.16	232	23.29	39	39.39
配偶领取离退休金、养老金的类型	机关事业单位离退休金	113	19.48	180	23.56	9	15.00
	城镇职工养老保险	296	51.03	291	38.09	19	31.67
	城乡居民社会养老保险	122	21.03	248	32.46	27	45.00
	城乡低保补贴	22	3.79	45	5.89	2	3.33

续表

家庭经济状况		"身体健康"组		"能够自理"组		"失能半失能"组	
		频数(人)	占比(%)	频数(人)	占比(%)	频数(人)	占比(%)
主观评价的家庭经济状况	很宽裕	75	7.53	62	4.16	5	3.05
	尚有结余	205	20.58	263	17.65	13	7.93
	收支平衡	496	49.80	728	48.86	58	35.37
	入不敷出	212	21.29	431	28.93	84	51.22
	不清楚	8	0.80	6	0.40	4	2.44

3. 生活照料情况

对比来看，失能半失能老年人需要更多、更细致的照料服务。如表3-4所示，首先与"身体健康"组和"能够自理"组一致，失能半失能老年人有超过90%选择居家养老的方式，但本人及配偶接受日常生活照料的比例（75.00%）要远高于其余两组（54.90%和56.86%）。其次，失能半失能老年人主要由儿子/儿媳照料，这一照料主体的比重（38.30%）较对照组分别高出21.75个百分点和10.55个百分点；同时，该组老年人接受保姆/家政服务人员和养老机构人员照护的比例（合计8.51%）略高于对照组，上门服务人员住家照料的比例达到51.52%，较另外两组分别高36.81个百分点和8.29个百分点。最后，从对目前生活照料的满意程度看，三组老年人感到"满意"（包括"非常满意"和"比较满意"）的比例基本一致，但失能半失能组老年人感到"不满意"的比重（5.04%）略高于另外两组（分别为1.05%和3.27%）。

表3-4　　　　　　　　　各组老年人生活照料情况

生活照料情况		"身体健康"组		"能够自理"组		"失能半失能"组	
		频数(人)	占比(%)	频数(人)	占比(%)	频数(人)	占比(%)
养老方式	居家养老	1065	97.98	1556	97.25	172	94.51
	依托社区养老	4	0.37	18	1.13	4	2.20
	养老机构	14	1.29	20	1.25	5	2.75
	其他	4	0.37	6	0.38	1	0.55

生活照料情况		"身体健康"组		"能够自理"组		"失能半失能"组	
		频数(人)	占比(%)	频数(人)	占比(%)	频数(人)	占比(%)
您和配偶目前日常生活是否有人照料	有	521	54.90	758	56.86	111	75.00
	无	428	45.10	575	43.14	37	25.00
最主要由谁来照护	配偶	599	67.91	635	54.23	48	34.04
	儿子/儿媳	146	16.55	325	27.75	54	38.30
	女儿	61	6.92	107	9.14	15	10.64
	女婿	2	0.23	2	0.17	0	0.00
	孙子女	4	0.45	3	0.26	1	0.71
	保姆/家政服务人员	4	0.45	16	1.37	5	3.55
	养老机构人员	6	0.68	17	1.45	7	4.96
	其他	60	6.80	66	5.64	11	7.80
上门服务人员是否住家照料、同吃同住	是	79	14.71	214	43.23	34	51.52
	否	458	85.29	281	56.77	32	48.48
觉得目前生活照料是否满意	非常满意	407	47.22	362	29.62	52	37.41
	比较满意	343	39.79	601	49.18	52	37.41
	一般	103	11.95	219	17.92	28	20.14
	不太满意	8	0.93	33	2.70	7	5.04
	很不满意	1	0.12	7	0.57	0	0.00

（三）失能半失能老年人的健康状况

与生活自理能力直接相关，失能半失能老年人健康状况整体较差。如表3-5所示，组内老年人患有慢性病的比例达到96.20%，较"身体健康"和"能够自理"组分别高27.3个百分点、16.83个百分点，以2019年情况来看，失能半失能老年人看病与住院也更为频繁。考虑到老年人的参保情况，尽管三组老年人参保类型都集中在城镇职工医保、城镇居民医保和新型农村合作医疗保险（以下简称新农合），但失能半失能老年人参加城镇职工医保的比例（29.53%）显著低于另外两组（42.58%和39.59%），这与前文领取离退休金、养老金类型的情况一样都受到职业类型分布的影响。此外，应该注意到失能半失能老年人未参保比例（6.22%）略高于另外两组（3.82%和3.01%）。

表3-5 各组老年人健康状况

健康状况		"身体健康"组		"能够自理"组		"失能半失能"组	
		频数（人）	占比（%）	频数（人）	占比（%）	频数（人）	占比（%）
是否患有慢性病	是	731	68.90	1216	79.37	152	96.20
	否	330	31.10	316	20.63	6	3.80
2019年看过几次病	0次	579	55.51	751	47.38	47	26.55
	1—3次	390	37.39	658	41.51	89	50.28
	4—6次	42	4.03	112	7.07	15	8.47
	7—9次	13	1.25	27	1.70	4	2.26
	≥10次	19	1.82	37	2.33	22	12.43
2019年住过几次院	0次	554	60.35	650	48.76	53	30.81
	1—3次	349	38.02	628	47.11	106	61.63
	4—6次	13	1.42	43	3.23	10	5.81
	7—9次	2	0.22	6	0.45	1	0.58
	≥10次	0	0.00	6	0.45	2	1.16
参保的医疗保障类型	公费医疗	120	10.67	167	10.05	19	9.84
	城镇职工医保	479	42.58	658	39.59	57	29.53
	城镇居民医保	217	19.29	336	20.22	42	21.76
	新农合	251	22.31	424	25.51	57	29.53
	城乡居民基本医保	14	1.24	25	1.50	6	3.11
	商业医疗保险	1	0.09	2	0.12	0	0.00
	未参保	43	3.82	50	3.01	12	6.22

（四）失能半失能老年人的长期照护意愿与需求

整体来看，失能半失能老年人对接受照护机构服务的意愿相对较差，且更倾向于由亲人提供的居家照护；同时，失能半失能老年人更需要医疗照护相关服务，对养老机构的服务质量最为看重。具体分析如下，计算组内占比时均使用相应问题的有效回答量作为基数。

1. 长期照护意愿

如表 3 - 6 所示，在接受照护机构服务意愿方面，有 54.48% 的失能半失能老年人不愿意或不完全愿意选择养老机构，这一比例较"身体健康"和"能够自理"组分别高出 24.66 个百分点和 19.93 个百分点，相较而言，上门服务是更能够接受的选择。在不选择入住养老机构的理由中，三组中占比最高的三项均为不愿离开自己的家、收费太高和依靠子女，其中"失能半失能"组依靠子女的比例略高于另外两组。结合表 3 - 7 也可以看出，失能半失能老年人多数倾向于居家照料，由于该组老年人整体年龄偏大、丧偶比例较高，因而子女是最为理想的照料对象。

表 3 - 6　　　　　　　　各组老年人接受照护机构服务意愿

意愿选择		"身体健康"组		"能够自理"组		"失能半失能"组	
		频数(人)	占比(%)	频数(人)	占比(%)	频数(人)	占比(%)
是否愿意选择养老机构	愿意	345	31.08	540	32.73	36	24.83
	不愿意或不完全自愿	331	29.82	570	34.55	79	54.48
	没想过	434	39.10	540	32.73	30	20.69
不选择入住养老机构的理由	不愿离开自己的家	378	34.33	412	32.36	61	29.76
	收费太高	310	28.16	345	27.10	51	24.88
	依靠子女	170	15.44	258	20.27	46	22.44
	怕家人面对舆论压力	21	1.91	36	2.83	6	2.93
	子女不赞成	39	3.54	47	3.69	12	5.85
	机构服务水平低	90	8.17	76	5.97	13	6.34
	缺乏安全感	59	5.36	60	4.71	13	6.34
	其他	34	3.09	39	3.06	3	1.46
生活部分不能自理时是否愿意接受上门服务	愿意	549	49.73	849	51.80	107	56.32
	不愿意	283	25.63	416	25.38	53	27.89
	不确定	272	24.64	374	22.82	30	15.79

续表

意愿选择		"身体健康"组		"能够自理"组		"失能半失能"组	
		频数(人)	占比(%)	频数(人)	占比(%)	频数(人)	占比(%)
生活不能自理时是否愿意去社区或养老机构接受日间照料	愿意	646	59.00	943	57.61	102	54.55
	不愿意	164	14.98	348	21.26	53	28.34
	不确定	285	26.03	346	21.14	32	17.11

表3-7　　　　　　　　各组老年人长期照护意愿

长期照护意愿		"身体健康"组		"能够自理"组		"失能半失能"组	
		频数(人)	占比(%)	频数(人)	占比(%)	频数(人)	占比(%)
患病后希望由谁照顾	在家自我照料	149	16.82	235	16.94	17	10.56
	在家由配偶照料	401	45.26	579	41.74	51	31.68
	在家由子女照料	240	27.09	465	33.53	63	39.13
	在家由亲友照料	0	0.00	5	0.36	0	0.00
	在家请保姆照料	9	1.02	13	0.94	15	9.32
	住医院	31	3.50	44	3.17	9	5.59
	去老年服务机构	41	4.63	34	2.45	5	3.11
	其他	15	1.69	12	0.87	1	0.62
比较理想的养老生活方式	自己或与配偶单独居住生活	728	70.34	1024	67.55	93	54.07
	与子女共同居住生活	116	11.21	233	15.37	43	25.00
	社区日间照料	61	5.89	36	2.37	1	0.58
	与孙子女共同居住	24	2.32	20	1.32	1	0.58
	入住养老机构	101	9.76	186	12.27	32	18.60
	其他	5	0.48	17	1.12	2	1.16

2. 长期照护需求

聚焦失能半失能老年人对各类长期照料服务的需求,如表3-8所示,按需求比例大小排列前三项为生活照料、慢性病护理和康复护理。应当予以关注的是,若以需求人次作为基数,则调整计算后得到的各项服务未满足率[①]均在60%以上,未满足率前三项依次为

[①] 即"需要但并未获得"占"需要"的比例。

长期卧床护理、康复护理和慢性病护理，都是与医疗照护相关的照护服务需求。

表3-8　　　失能半失能老年人对各类长期照料服务的需求　　　单位:%

需求获得情况	生活照料	心理抚慰	慢性病护理	康复护理	长期卧床护理	其他医疗专业护理
需要并已获得	17.02	15.43	14.44	11.76	11.76	10.75
需要但并未获得	29.79	24.47	31.55	33.16	29.95	32.26
合计	46.81	39.89	45.99	44.92	41.71	43.01
(未满足率)	(63.64)	(61.33)	(68.60)	(70.45)	(71.79)	(75.00)

最后，表3-7表明有18.60%的失能半失能老年人将入住养老机构视作较为理想的养老方式，这一比例较"身体健康"与"能够自理"组分别高出8.84个百分点和6.33个百分点。如图3-1所示，在选择入住老年服务机构时，失能半失能老年人最看重服务质量（24.63%）、机构收费（19.29%）和设施设备（13.35%），对饮食条件（12.76%）和医疗条件（10.68%）的重视紧随其后。

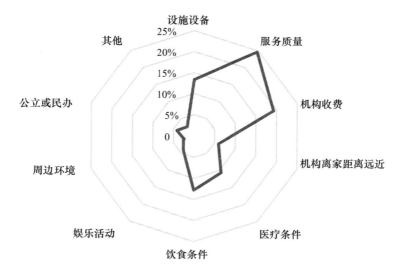

图3-1　失能半失能老年人选择入住老年服务机构的基本要求

（五）失能半失能老年人对参加长期照护保险的认知

从老年人对参加长期照护保险的认知情况来看，经济因素仍然是影响决策的重要变量，如表 3-9 所示。

在对政府提供照护保险的认知方面，失能半失能老年人中有61.58%愿意接受政府提供的长期照护保险（但费用由政府、单位、个人三方共担），23.40%认为社会保险应当支付与失能老年人相关的所有费用，47.34%认为社会保险应当由政府以现金形式补贴家人照顾。

在对商业保险公司提供长期照护保险的认知方面，突出表现为失能半失能老年人不愿意购买的比例达到71.58%，较"身体健康"和"能够自理"组分别高出14.01个百分点和3.92个百分点。究其原因，经济上无法承受是最主要因素，组内择此选项的比重达到56.25%，比另外两组分别高出15.98个百分点和9.84个百分点；相较而言，"身体健康"和"能够自理"组均有四成以上（44.31%和40.10%）表示不信任商业护理保险，而这一比例在"失能半失能"组则不到三成（27.50%）。另外，三组老年人都更偏好以现金为主要形式的商业护理保险保障。

表 3-9　　　　　　**各组老年人对参加长期照护保险的认知**

认知情况		"身体健康"组		"能够自理"组		"失能半失能"组	
		频数（人）	占比（%）	频数（人）	占比（%）	频数（人）	占比（%）
政府提供的长期照护保险，费用各方共担	愿意	582	52.24	1070	65.24	117	61.58
	不愿意	287	25.76	292	17.80	46	24.21
	不清楚	245	21.99	278	16.95	27	14.21
政府提供的长期照护保险应对哪类社会群体负责	完全失智并失能老年人	238	22.58	484	31.76	57	33.93
	完全失能老年人	114	10.82	201	13.19	25	14.88
	部分失能老年人	168	15.94	290	19.03	33	19.64
	不论年龄所有完全失能的人	534	50.66	549	36.02	53	31.55

认知情况		"身体健康"组		"能够自理"组		"失能半失能"组	
		频数(人)	占比(%)	频数(人)	占比(%)	频数(人)	占比(%)
对完全失能老年人提供长期照护,哪些费用应该由社会保险支付	向居家老年人提供的专业人员上门服务的费用	204	14.40	223	13.85	21	11.17
	日间照料中心服务的费用	193	13.62	115	7.14	12	6.38
	入住老年服务机构的费用	233	16.44	199	12.36	22	11.70
	与失能老年人相关的所有费用	332	23.43	321	19.94	44	23.40
	家人照顾,政府以现金补贴	455	32.11	752	46.71	89	47.34
购买商业保险公司提供的长期照护保险	愿意	233	21.12	271	16.50	30	15.79
	不愿意	635	57.57	1111	67.66	136	71.58
	不清楚	235	21.31	260	15.83	24	12.63
为什么不愿意购买商业长期照护保险	经济上无法承受	329	40.27	663	46.41	90	56.25
	自己有积蓄	42	5.14	64	4.69	2	1.25
	由子女赡养	71	8.69	97	7.11	22	13.75
	不信任商业保险	362	44.31	547	40.10	44	27.50
	其他	13	1.59	23	1.69	2	1.25
对商业护理保险产品,最喜欢哪种保障形式	现金补偿	401	42.43	555	44.44	65	46.76
	提供护理服务的实物补偿	106	11.22	139	11.13	16	11.51
	现金为主+服务为辅	235	24.87	307	24.58	34	24.46
	服务为主+现金为辅	203	21.48	248	19.86	24	17.27

四　失能半失能老年人长期照护
需求影响因素分析

失能半失能老年人群体的主要特征为年龄较大、文化程度较低及丧偶比例较高，加上在生活自理方面存在较大障碍的因素，这一群体理应有更强烈的长期照料需求，但就前文分析来看，大多数失能半失能老年人并不乐意接受养老机构与商业长期照护保险。本章从失能半失能老年人群体特征角度出发分析其长期照护需求的影响因素，总结来看主要包括经济条件因素、家庭因素与身体健康因素。

（一）经济条件因素

经济条件是影响长期照护需求的最主要因素，经济上的制约直接抑制了失能半失能老年人对照护服务和照护保险产品的需求，表 3 - 3 已说明 51.22% 的失能半失能老年人认为家庭经济入不敷出。对养老机构服务需求方面，收费过高（见表 3 - 6 和图 3 - 1）是这一群体不选择入住养老机构的最主要原因之一；而对长期照护保险需求方面，失能半失能老年人更偏好政府提供的保险服务与以现金为主要形式的保障，并表示了对商业照护保险的排斥（见表 3 - 9）。

在长期照护费用分担的问题上，如表 3 - 10 所示，失能半失能老年人主观上希望政府能够分担更多，这从另一方面体现了他们在经济上面临的困难。因此，通过有效途径缓解这一群体的经济压力能够帮助他们获得更多更好的照护服务。

表 3 - 10　　失能半失能老年人对长期照护费用分担的看法

看法类别	0—30%（含）	30%—60%（含）	60%—90%（含）	90% 以上
政府至少承担比重	4.60%	13.79%	74.14%	7.47%
个人至多承担比重	81.29%	15.20%	1.75%	1.75%

（二）家庭因素

对居家照护的偏好是制约失能半失能老年人对机构照护服务需求的重要因素。对这一群体来说，有94.51%选择了居家养老的方式（见表3-4）、将近八成（79.65%）认为较为理想的养老方式是与亲人居家生活（见表3-7），同时超九成（90.69%）在患病后倾向于在家接受照护服务，"不愿离开自己家"和"依靠子女"也是他们不接受入住养老机构的最主要原因（见表3-6）。

但需要注意的是，53.26%的失能半失能老年人处于独居状态（见表3-2），同时仅有21.65%比例的配偶（健在）属于"身体健康"（见图3-2），当老年人在家遭遇意外事件时，家人或许不能第一时间到场给予帮助，由此会产生对专业机构提供的上门、居家照料的服务需求，51.52%的上门服务人员居家照料的比例在一定程度上能够支持这一推断（见表3-4）。

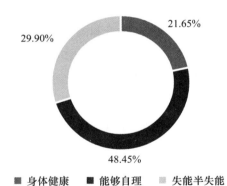

图3-2 失能半失能老年人配偶（健在）生活自理能力情况

（三）身体健康因素

已有研究大多着重于老年人健康状况与长期照护需求间的相关关系，前文分析在此指出失能半失能老年人身体健康状况也影响了其对照护服务在种类上的需求。失能半失能老年人整体较差的身体健康状况客观上决定了他们对长期照护的需求，其中长期卧床护理、康复护理和慢性病护理等是需求最为迫切的服务类型。因此，不仅要关注失能半失能老年人对专业长期照护在"量"上的需求，还应该认识到丰富专业服务类型、提高专业服务水平的重要性。

五　主要结论与启示

结合前文能够看出，失能半失能老年人整体年龄偏大，在居住条件、经济条件与健康状况等方面都整体劣于身体健康与生活能够自理的老年人。失能半失能老年人也更倾向居家照护的方式，对商业照护保险接受度较低，且对医疗照护照料服务需求存在较大缺口。

对失能半失能老年人长期照料需求影响因素的分析表明：经济因素是影响这一群体对照料服务与商业照护保险需求的最主要因素，选择这些服务给家庭造成了较大的经济压力；家庭因素是他们排斥机构照料服务的首要原因，在家接受亲人关心或上门照料服务是更为理想的形式；身体健康状况则直接决定了他们对长期照料服务类型与质量的需求，对医疗照护照料服务的需求最为迫切。以上结论与分析可能的启示如下。

首先，改善经济条件是照料需求得以满足的最主要路径。政府应当通过照料补贴、社会照料保险等方式减轻老年人家庭的经济压力，不论是现金补贴还是降低相关服务费用，都对缓解三类老年人群体对照料服务的需求约束具有积极意义。

其次，尽管绝大多数失能半失能老年人偏好居家照料，相应地要求社会提供更多上门照料服务，但这一照料方式仍至少存在两方面问题：其一，当老年人在家遭遇意外情况时，亲人或非同住的照料人员或许不能及时提供帮助，客观上居家照料也不如专业机构照料系统、专业；其二，居家照料仍会给家庭造成一定的成本负担。一方面是子女或孙子女上门照料减少工作时间而产生的机会成本，另一方面是雇用上门服务的经济成本。对于以上两方面问题，并不能单纯从经济角度理解，而应更多注意到这一方式给老年人心理上带来的满足感（刘晶，2001）。因此，应当积极开展相关教育宣传工作，强化社会大众对老年人照料的认识与责任感，亲人照料与社区互助照料都可以是增进老年人照料幸福感的有效途径。

最后，积极发动政府与社会的力量发展专业照护体系刻不容缓，要重点发展上门照料与医疗照护照料，大力培养优质专业人才。一方面要关注老年人群体的照料需求，丰富服务类型，提高服务专业度；另一方面也要对上门照料与医疗照护照料专业人才的培养给予高度关注，提高老年人健康状况与生活照料质量。

第 四 章

农业与非农业户籍老年人
长期照护需求分析

一　相关研究进展

21 世纪以来，我国人口老龄化呈现加速发展的态势。2019 年我国 65 岁及以上人口数达 17603 万，占人口总数的 12.6%；未来 50 年，65 岁及以上老年人口数将增加至 4 亿左右的峰值，且这一过程中老年人口比例将持续上升并保持高位。但是，我国人口转变过程伴随着的并非健康老龄化，而是病痛老龄化，超半数老年人患有慢性病，且失能老年人数量越来越多。然而，由于长期以来坚持的计划生育政策，我国普通家庭结构逐步趋于少子化、核心化。另外，扮演主要照护人角色的女性外出务工也呈现常态化，失能老年人的主要照顾者以中老年退休女性居多，经济状况不好且照料负担重，甚至影响个人的身体健康，因而存在强烈的社会支持需求。传统的家庭照料模式难以为继，发展非家庭照料养老具有一定的必要性。

因个人状况、家庭特征差异，老年人照护需求呈现差异化、多样化。宋平等（2019）认为自我料理能力和居住状况是影响失能老年人长期照护需求的主要因素。李强等（2015）通过多项有序回归分析模型，发现文化程度越高、独立居住或夫妻同住、子女数量少、可支配收入越高的农村失能老年人更倾向于在家接受社会照护服务，文化程度越高、独立居住、可支配收入越高、慢性病越多且生活自理能力越差的农村失能老年人更能接受机构照护服务。Martikainen 等（2009）发现女性、独居、具有较低社会经济地位的个体更容易产生长期照护需求，且女性相较于男性更倾向于具有更长寿命，从而独居时间更长。除了需求端因素外，也有学者注意到长期照护服务供给端的不足。张强等（2016）基于上海调查数据的实证分析指出，除老年人健康状况及长期照护费用以外，长期照护资源供给已是制约老年长期照护发展的关键因素。另有学者指出，目前社区等社会力量所提供的专业照料服务存在严重不足，缺乏涵盖康复、心理慰藉等多层次的照护服务。

农业与非农业户籍老年人因经济、健康等多因素的共同作用也具有不同的服务意愿与需求。有学者关注贫困山区农村老年人的长期照护需求，针对"是否需要长期照护"和"长期照护级别"分别采用 Logit 模型和有序 Logit 模型，研究结果表明需照护级别 1 的老年人占比最高，但随着老龄化的深化，各级别需照护的老年人比例均会显著增加，需要长期照护的老年人比例也会大幅上升；而教育、健康生活习惯可以有效地降低老年人的长期照护需求，家庭拓展型的亲密社会支持有利于抑制照护级别的上升。雷咸胜（2016）等认为长期照护的责任主体顺序为"个人—家庭—政府与社会"；相较于城市居民，家庭经济状况是约束农村居民照护需求外溢的主要原因。也有学者认为农村居民因健康状况更差而对于照护服务的需求大于城镇居民。Li 等（2013）发现长期照护服务的使用情况依地区不同而呈现差异化，城市居民比农村居民更倾向于为护理服务支出更多；且年龄、失能时间、卧床时间与医疗照护需求呈正相关。Zhu 等（2017）则指出农村户籍人口无论实际居住在农村还是城市，长期照护需求得不到满足的概率都高于城市户籍人口。而戴卫东（2011）认为经济欠发达地区老年人长期照护需求的意愿度高于经济相对发达地区，农村户籍、无子女、有退休金、日常生活料理能力不足、受教育程度较高的老年人对于长期照护的需求与意愿也更强。

现有文献对于老年人的长期照护需求及其影响因素都进行了较为丰富的探讨，但视角主要局限于身体健康状况及个人经济情况等需求端因素，长期照护服务供给内容与形式对于照护需求的影响鲜有研究。学者们对于户籍与老年人长期照护需求关系的探讨与研究并不多，也少有关注户籍通过何种途径、多大程度抑制农业户籍老年人的需求意愿，同时还存在着农村户籍与农村居民等的界定不清。

二　数据来源与研究方法

　　本书研究数据基于中国社会科学院国情调研内蒙古基地于2017—2020年度进行的"城市老年人长期照护服务需求问卷调查",该调研的对象为60岁及以上的老年人,内容主要包含护理服务意愿和需求、参加长期照护保险的认知、生活照料现状、健康状况与生活质量、个人收入与家庭经济状况、医疗费用负担与医疗保障。主要选取了内蒙古自治区内五个城市的样本以对比分析农业和非农业户籍老年人的长期照护需求。有效样本共2697份,农业户籍和非农业户籍分别有1022份、1675份。数据样本具体分布情况如表4-1所示,其中,赤峰市和巴彦淖尔市共占36.19%、呼和浩特市占35.08%、通辽市占14.61%、鄂尔多斯市占14.13%。农业与非农业组在性别与年龄分布上均较为相似,样本数据具有较好的代表性。

表4-1　　　　　　　　　　　数据样本具体分布情况

数据样本分布		农业组		非农业组		合计	
		频数(人)	占比(%)	频数(人)	占比(%)	频数(人)	占比(%)
年份	2017	386	37.77	34	2.03	420	15.57
	2018	285	27.89	551	32.90	836	31.00
	2019	235	22.99	741	44.24	976	36.19
	2020	116	11.35	349	20.84	465	17.24
城市	赤峰市、巴彦淖尔市	235	22.99	741	44.24	976	36.19
	鄂尔多斯市	219	21.43	162	9.67	381	14.13
	呼和浩特市	468	45.79	478	28.54	946	35.08
	通辽市	100	9.78	294	17.55	394	14.61
性别	男	453	44.54	744	44.50	1197	44.38
	女	564	55.46	928	55.50	1492	55.32
年龄	60(含)—70岁	473	46.42	852	50.90	1325	49.13
	70(含)—80岁	371	36.41	570	34.05	941	34.89
	80岁及以上	175	17.17	252	15.05	427	15.83

　　注:少数样本城市、性别、年龄等信息缺失,被访老年人不愿填报,故统计时作缺省样本处理。因四舍五入处理,占比相加可能不等于100%。下同。

本书运用统计描述的方法对比分析农业与非农业户籍老年人对于长期照护的意愿与需求及对长期照护保险的认知，并进一步分析导致老年人对于长期照护服务与保险表现出不同偏好的原因。其中，长期照护服务主要有生活照料、心理抚慰、慢性病护理、康复护理、长期卧床护理及其他医疗专业护理；长期照护保险一者为"政府提供，政府、单位、个人共担费用的长期照护保险"，另一者为"商业保险公司的长期照护保险"。

三 农业与非农业户籍老年人的长期照护需求现状分析

（一）农业与非农业户籍老年人的基本特征

内蒙古本地居民中农业与非农业户籍老年人的个人与家庭特征状况大多较为相似，仅在文化程度、居住状况上表现出一定差异。如表4-2所示，农业户籍老年人受教育程度为小学及以下的占54.50%，而非农业户籍这一比例仅为37.61%，即非农业户籍老年人受教育程度相对较高，但这只体现在"初中""高中"学历上；农业户籍老年人多与配偶同住，占53.72%，而非农业户籍老年人多独居，占53.85%，大致比农业户籍高20个百分点。

表4-2　　　　　　　　　　　个体与家庭特征

个体与家庭特征		农业组		非农业组	
		频数（人）	占比（%）	频数（人）	占比（%）
文化程度	小学及以下	557	54.50	630	37.61
	初中	210	20.55	486	29.01
	高中	152	14.87	415	24.78
	大学（大专）及以上	98	9.59	135	8.06
居住状况	独居	355	34.74	902	53.85
	与配偶同住	549	53.72	612	36.54
	与子女或孙子女同住	98	9.59	131	7.82
	其他	3	0.29	4	0.24

续表

个体与家庭特征		农业组		非农业组	
		频数（人）	占比（%）	频数（人）	占比（%）
养老方式	居家养老	964	94.32	1569	93.67
	依托社区养老	13	1.27	11	0.66
	养老机构	14	1.37	23	1.37
	其他	1	0.10	8	0.48

农业与非农业户籍老年人中女性比例均较高，性别比约为5:4；约88%的老年人为汉族，约10%的老年人具有宗教信仰；农业与非农业户籍老年人整体婚姻状况也较为相似，即未婚、有配偶、离婚、丧偶及同居分布情况无明显差别。此外，农业与非农业户籍老年人均有99%生育子女，失独占比均在4%以内，一起居住家庭人口均多集中于1人或2人。农业与非农业户籍老年人选择居家养老的均占比94%。

（二）农业与非农业户籍老年人的生活状况

1. 家庭经济情况

农业与非农业户籍老年人的经济状况在主客观层面均存在一定差距。从以退休金、养老金等衡量的客观经济情况来看，非农业户籍老年人经济情况明显好于农业户籍老年人。其一，农业户籍老年人已领取退休金、养老金的比例更低。如表4-3所示，农业户籍老年人已领取退休金、养老金的比例为74.95%，较非农业户籍低约10个百分点；农业户籍老年人所领取种类主要为城乡居民社会养老保险，而非农业户籍集中于城镇职工养老保险。其二，农业户籍老年人所领取金额也更少。如图4-1所示，农业户籍老年人获取金额多集中于3000元以内，共占72.3%，其中"0—1000（含）元"组占28.23%；而非农业户籍老年人获取金额多集中于1000—4000（含）元，共占71.08%，其中"2000—3000（含）元"组占32.86%。

从个人评价的主观经济情况来看，非农业户籍老年人经济情况稍微好于农业户籍老年人。如图4-2所示，农业与非农业户籍主观经济情况均集中于"尚有结余""收支平衡"及"入不敷出"，但是相比于非农业户籍，农业户籍老年人主观经济情况为"入不敷出"的比重稍大，即不良经济状况稍加严重。

表4-3　　　　农业与非农业户籍老年人退休金、养老金领取情况

退休金、养老金领取情况		农业组		非农业组	
		频数（人）	占比（%）	频数（人）	占比（%）
是否领取退休金、养老金	是	766	74.95	1425	85.07
	否	241	23.58	224	13.37
领取种类	机关事业单位离退休金	185	25.77	340	25.19
	城镇职工养老保险	211	29.39	645	47.78
	城乡居民社会养老保险	291	40.53	303	22.44
	城乡低保补贴	31	4.32	62	4.59
配偶（尚且健在）是否领取两金	是	286	61.11	1002	81.00
	否	182	38.89	235	19.00
配偶（尚且健在）领取种类	机关事业单位离退休金	47	16.85	246	25.60
	城镇职工养老保险	58	20.79	512	53.28
	城乡居民社会养老保险	163	58.42	171	17.79
	城乡低保补贴	11	3.94	32	3.33

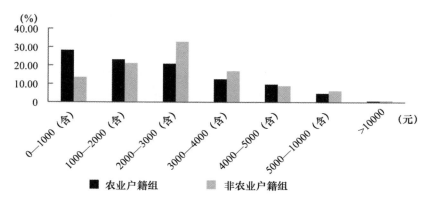

图4-1　农业与非农业户籍老年人退休金、养老金等每月领取总金额

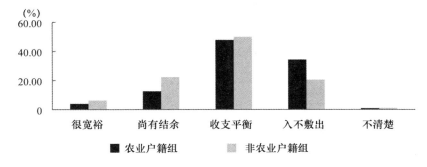

图 4 - 2　农业与非农业户籍老年人主观经济情况

农业户籍老年人与子女或孙子女经济往来更为密切，且表现为现金给予较多而现金接受较少。

老年人与子女或孙子女的经济往来体现在两个方面：一为现金往来，二为实物往来。如表 4 - 4 所示，农业户籍老年人中存在给予、接受子女或孙子女经济支持的分别占比 29.55%、35.91%，非农业户籍老年人为 23.82%、33.13%，农业户籍老年人给予以及接受经济支持的比例均稍高于非农业户籍老年人。另外，农业户籍老年人平均给予、接受子女或孙子女现金支持数额分别为 13144 元、5305 元，非农业户籍老年人分别为 11779 元、6140 元，整体而言，在与子女或孙子女的经济往来中，农业户籍比非农业户籍老年人现金支出更多而现金收入更少。

表 4 - 4　　　农业与非农业户籍与子女或孙子女经济往来情况

与子女或孙子女经济往来情况		农业组		非农业组	
		频数（人）	占比（%）	频数（人）	占比（%）
给予子女或孙子女经济支持	总	302	29.55	399	23.82
	现金（元）	218	21.33	381	22.75
	实物	84	8.22	18	1.07
接受子女或孙子女经济支持	总	367	35.91	555	33.13
	现金（元）	235	22.99	371	22.15
	实物	132	12.92	184	10.99

2. 生活居住条件

农业户籍老年人居住环境稍优于非农业户籍，且主要体现在小区内设职能上。

如图4-3所示，农业与非农业户籍老年人居住在楼房的均超八成，无明显差别；居住在楼房且有电梯的，农业户籍比例稍高于非农业户籍；如图4-4所示，农业户籍老年人居住的小区有电梯、社区卫生院或诊所、门禁系统、保安24小时值班等方面的比例均高于非农业户籍，农业户籍老年人的居住环境更佳。

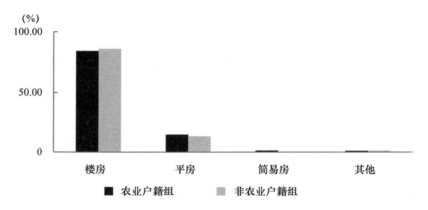

图4-3　农业与非农业户籍老年人居住房屋类型

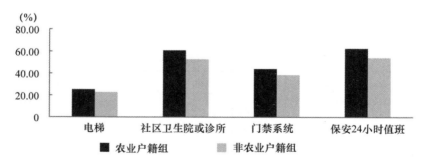

图4-4　农业与非农业户籍老年人居住环境内设职能

3. 生活照料情况

农业与非农业户籍老年人获得的日常生活照料状况存在差异。

其一，农业户籍老年人有62%得到日常生活的照料护理，比非农业户籍高 8 个百分点。与之相适应的，如前所述，农业户籍老年人多与配偶同住，占 53.72%；而非农业户籍老年人多独居，占 53.85%，约比农业户籍高 20 个百分点。其二，如图 4-5 所示，农业与非农业户籍老年人仍普遍由家人照料。照护人均多以配偶、儿子/儿媳为主，而请保姆/家政或养老机构照护的比例均很低。其三，如图 4-6 所示，非农业户籍老年人对目前生活照料的满意度更高。农业与非农业户籍老年人对于目前生活照料均大体表现为比较满意，但是农业户籍老年人表现为非常满意的比例为 27.87%，远低于非农业户籍的 40.17%。可见，老年人主观层面上对于照料满意度的评价尺度不同，不局限于家人对于自身的陪伴方面。

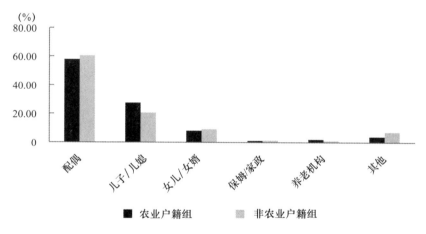

图 4-5　农业与非农业户籍老年人照料护理人

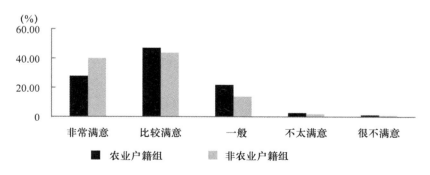

图 4-6　农业与非农业户籍老年人对目前照料的满意度

另外，农业与非农业户籍老年人在保姆获得渠道的选择、对于照护人同吃同住的接受度以及支付的照护人费用上存在明显差异。

其一，保姆渠道选择的差异可能是由生活习惯及观念的不同所造成的。如图4-7所示，获得保姆照护的老年人中，农业户籍的更愿意选择相识的人作为照护人，其中选择亲戚朋友的占28.28%；而非农业户籍的更乐于从正规渠道获得照护人，其中渠道为社区服务中心的占26.21%，显著高于农业户籍的16.21%。值得注意的是，农业与非农业户籍老年人照护人为家政服务人员、养老机构人员的比例均占两成左右，表明老年人对于家政服务人员及养老机构人员已有一定依赖度或信任度。其二，农业户籍老年人对于上门服务人员住家照料、同吃同住的接受程度更高。非农业户籍老年人不接受上门服务人员住家照料、同吃同住的比例为76.62%，而农业户籍这一比例为67.78%。其三，非农业户籍老年人雇用照护人的费用更高。农业户籍老年人平均每月支付照护费412元，远低于非农业户籍的753元。这可能与照护人的获取渠道有关，例如农业户籍老年人多从亲戚朋友中寻找照护人更利于价格协商。

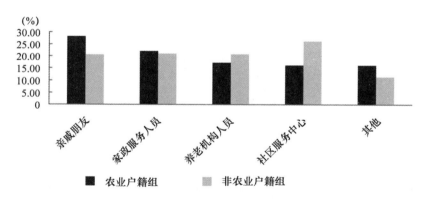

图4-7 农业与非农业户籍老年人保姆照护的获取渠道

（三）农业与非农业户籍老年人的健康状况

总体而言，非农业户籍老年人更为健康。其一，日常生活自理能力方面。如表4-5所示，非农业户籍老年人总体日常生活自理能力稍微好于农业户籍老年人，表现为"身体健康"的比例更高，"部分自理""不能自理"等不良情况的比例低。其二，14项日常事件的完全自我处理。如图 4 - 8 所示，非农业户籍老年人可完全自我处理这 14 项日常事件的比例平均比农业户籍老年人高 4—5 个百分点。其三，辅助用品的使用。如图 4 - 9 所示，农业与非农业户籍老年人使用最多的辅助用品均为老花镜与假牙，这是与人体一定年龄后的自然特征相契合的。然而，对于较能反映身体健康状况或患病严重程度的指标，诸如纸尿裤、尿片，护理垫，接尿器，拐杖，轮椅，吸氧机，助听器等的使用，农业户籍老年人比非农业户籍老年人的使用比例更高。

表 4 - 5　　　　农业户籍与非农业户籍老年人日常生活自理能力　　　单位：%

日常生活自理能力	农业户籍组	非农业户籍组
身体健康	33.84	40.97
能自理	57.80	53.75
部分自理	6.24	4.30
不能自理	2.11	0.98

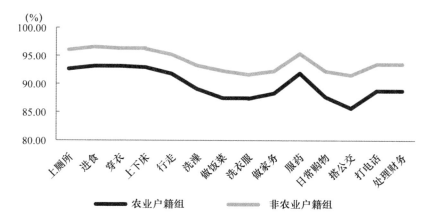

图 4 - 8　农业与非农业户籍老年人可完全自我处理日常事件比例

但是，农业与非农业户籍老年人患慢性病情况、上一年生病次数及住院次数均无明显差异。其一，两者患有慢性病的比例分别为 72%、69%，所患病种占例也非常相似，其中，最高发的五类慢性病分别为高血压、心血管疾病、骨关节疾病、糖尿病、脑血管疾病（含中风）。其二，超过 80% 的农业与非农业户籍老年人上一年看病次数均在 3 次以

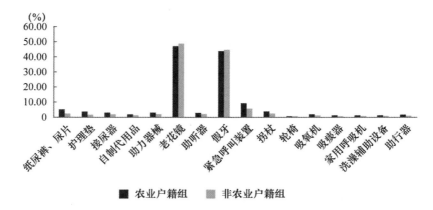

图4-9　农业与非农业户籍老年人使用辅助用品比例

内，半数老年人上一年没有住院，但同时也有大约48%的老年人住院次数为1—5次。

另外，农业与非农业户籍老年人的就医方式差异不明显，但就医费用存在一定差距。其一，农业与非农业户籍老年人在看病、住院总费用平均支出上存在一定差别。剔除缺失值及无效数值后，对就医费用不为零的样本数据取平均值，农业户籍老年人就医总费用平均值为17946元，低于非农业户籍的19762元；但农业户籍老年人就医费用自费部分为11312元，反而高于非农业户籍老年人的10633元。其二，如图4-10所示，农业与非农业户籍老年人未参加医疗保障的比例均较低，分别为4.96%、2.39%；农业户籍老年人的医疗保障类型多为新农合、城镇职工医保，而非农业户籍老年人的医疗保障类型多为城镇职工医保、城镇居民医保。可见，农业户籍老年人就医总费用更低而自费部分更高，可能涵盖了农业与非农业户籍老年人在身体健康状况、医疗保障水平等多方面的不同。

（四）农业与非农业户籍老年人的长期照护意愿与需求

1. 长期照护意愿

老年人（不论户籍）对于三类服务形式的偏好由弱到强依次为"养老机构""上门服务"及"社区、养老机构的日间服务"；相较于农业户籍老年人，非农业户籍老年人对于这三类服务的接受程度均更高。

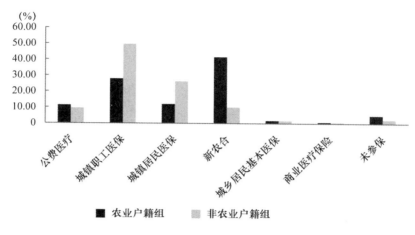

图 4 - 10　农业与非农业户籍老年人医疗保障类型

如表 4 - 6 所示，农业与非农业户籍老年人愿意选择养老机构的比例分别为 26.90%、34.36%；当生活不能自理时，愿意接受上门服务的比例分别为 48.02%、53.79%；若生活不能自理，愿意接受社区或养老机构日间照料的比例分别为 53.01%、60.85%。在这三个指标中，农业户籍老年人的接受程度均低于非农业户籍老年人。

表 4 - 6　　　　农业与非农业户籍老年人照护服务意愿

照护服务意愿		农业组		非农业组	
		频数(人)	占比(%)	频数(人)	占比(%)
是否愿意选择养老机构	愿意	272	26.90	568	34.36
	不愿意或不完全自愿	421	41.64	490	29.64
	没想过	318	31.45	595	36.00
不能自理时，上门服务	愿意	484	48.02	886	53.79
	不愿意	279	27.68	386	23.44
	不确定	245	24.31	375	22.77
不能自理时，社区、养老机构日间照料	愿意	529	53.01	1004	60.85
	不愿意	227	22.75	270	16.36
	不确定	242	24.25	376	22.79

　　农业与非农业户籍老年人不接受服务的原因也存在差异。如表 4 - 7 所示，农业户籍老年人的子女更不愿父母入住老年服务机构，可能是因为农村子女更受孝道文化束缚；不入住养老机构的原因，两个群体均集中于"不愿离家""收费太高""依靠子女"，但是农业户籍老年人对家依赖程度更高，可能是由于农村邻里氛围更加浓厚；不接受上门服务的原因，两个群体均集中于"担心安全问题"与"担心价格太高"，但农业户籍这两项比例均更低。

表 4 - 7　　　　影响农业与非农业户籍老年人护理服务意愿的原因

影响意愿的原因		农业组		非农业组	
		频数(人)	占比(%)	频数(人)	占比(%)
子女是否愿意您入住老年服务机构	不愿意	383	42.27	467	33.05
	愿意	130	14.35	256	18.12
	未知	393	43.38	690	48.83
不选择入住养老机构的原因	不愿离家	362	38.31	426	30.87
	收费太高	236	24.97	420	30.43
	依靠子女	182	19.26	252	18.26
	怕家人面对舆论压力	24	2.54	37	2.68
	子女不赞成	34	3.60	59	4.28
	老年服务机构服务水平低	62	6.56	105	7.61
	缺乏安全感	45	4.76	81	5.87
不接受上门服务的原因	担心安全问题	56	13.59	167	22.45
	担心价格太高	189	45.87	376	50.54
	担心子女不同意	44	10.68	71	9.54
	担心服务质量不好	81	19.66	94	12.63
	其他	42	10.19	36	4.84

2. 长期照护需求

　　农业户籍老年人对于长期照护的需求更加强烈。如表 4 - 8 所示，农业户籍老年人对生活照料、心理抚慰、慢性病护理、康复护理、长期卧床护理以及其他医疗专业护理表现为"需要并已获得""需要但未

单位:%

表 4 - 8　农业与非农业户籍老年人目前的长期照护服务需求

长期照护需求	生活照料		心理抚慰		慢性病护理		康复护理		长期卧床护理		其他医疗专业护理	
	农业	非农业	农业	非农业	农业	非农业	农业	非农业	农业	非农业	农业	非农业
没有考虑过	48.05	57.28	47.35	55.96	47.95	56.09	48.60	55.19	49.45	56.25	49.45	55.35
不需要	32.97	28.52	36.14	31.33	34.67	29.50	35.40	31.27	35.71	30.76	35.18	30.98
需要并已获得	3.60	2.25	3.40	1.70	2.80	2.00	2.00	1.58	1.71	1.27	2.01	1.34
需要但未获得	15.38	11.95	13.11	11.01	14.59	12.42	14.00	11.96	13.14	11.71	13.37	12.33

获得"的均多于非农业户籍老年人。但两个群体对于该六项护理的需求均大部分未得到满足，成因在于老年人自身或服务供给方，值得思考。

对于长期照护费用分担的认知，农业户籍老年人整体更加倾向于个人支付较少、政府承担较多。如表4-9所示，对于失能老年人长期照护费用的解决，农业户籍老年人倾向于"家庭和政府共同分担""自己支付"的比例分别为85.64%、8.11%，而非农业户籍的分别为76.62%、15.26%，两个群体就该两比例之差近于互相补充；关于"政府至少承担比重"，农业户籍老年人更加倾向于政府承担更多；关于"个人承担最大比重"，农业户籍老年人更加倾向于个人承担更少；在具体平均每月金额上，农业户籍老年人负担能力也表现得更弱。

表4-9 农业与非农业户籍老年人对于长期照护费用分担的认知

长期照护费用的分担		农业组		非农业组	
		频数（人）	占比（%）	频数（人）	占比（%）
失能老年人长期照护费用解决渠道	自己支付	61	8.11	139	15.26
	主要赡养人支付	29	3.86	41	4.50
	家庭和政府共同分担	644	85.64	698	76.62
	其他	18	2.39	33	3.62
政府至少承担比重	0—30%（含）	25	2.74	63	4.18
	30%—60%（含）	162	17.72	365	24.24
	60%—90%（含）	666	72.87	973	64.61
	>90%	61	6.67	105	6.97
个人承担最大比重	0—30%（含）	698	79.86	1063	72.21
	30%—60%（含）	155	17.73	364	24.73
	60%—90%（含）	17	1.95	37	2.51
	>90%	4	0.46	8	0.54
个人承担费用的每月金额/元	0—100（含）	77	22.65	107	12.24
	100—500（含）	150	44.12	309	35.35
	500—1000（含）	71	20.88	258	29.52
	1000—5000（含）	38	11.18	193	22.08
	>5000	4	1.18	7	0.80

（五）农业与非农业户籍老年人对参加长期照护保险的认知

农业与非农业户籍老年人均较为乐意接受政府提供的长期照护保险，而难以接受商业保险公司提供的长期照护保险；对于长期照护保险的认知差异主要体现在"政府提供、三方共担"的社会保险上，而对于商业保险的认知差异不大。

如表4－10所示，若政府通过保险的方式提供长期照护服务，政府、单位、个人共同负担费用，非农业户籍老年人的接受程度更高。尽管两个群体不接受这一社会保险的原因多为经济原因，但农业户籍

表4－10　　农业与非农业户籍老年人对长期照护保险的认知

认知情况		农业组		非农业组	
		频数（人）	占比（%）	频数（人）	占比（%）
政府提供，政府、单位、个人共担费用	愿意	568	56.02	1043	62.98
	不愿意	250	24.65	300	18.12
	不清楚	196	19.33	313	18.90
不愿意的原因	经济原因	287	76.13	372	56.45
	希望子女照料	34	9.02	104	15.78
	对政策不了解	52	13.79	169	25.64
	其他	4	1.06	14	2.12
完全失能老年人的长期照护，社会保险应承担的费用	向居家老年人提供的专业人员上门服务的费用	123	12.05	301	15.75
	由日间照料中心提供服务的费用	59	5.78	224	11.72
	入住老年服务机构的费用	117	11.46	271	14.18
	与失能老年人相关的所有费用	250	24.49	383	20.04
	有家人提供照顾，政府给予现金补贴	472	46.23	732	38.30
商业保险公司的长期照护保险	愿意	169	16.83	336	20.36
	不愿意	661	65.84	1006	60.97
	不清楚	174	17.33	308	18.67

续表

认知情况		农业组		非农业组	
		频数(人)	占比(%)	频数(人)	占比(%)
不愿意的原因	经济原因	360	42.81	579	45.84
	自己有积蓄	34	4.04	69	5.46
	由子女赡养	87	10.34	92	7.28
	不信任商业保险	338	40.19	507	40.14
	其他	22	2.62	16	1.27

老年人对于经济的顾虑更多，非农业户籍老年人对政策的了解更加注重。农业户籍老年人更期望社会保险由家人提供照顾而政府给予现金补贴。而对于商业保险公司提供的长期照护保险产品，农业与非农业户籍老年人的接受度只有20%左右。导致这一现象的原因除了经济约束外，主要是信任问题。就保险公司护理保险产品的保障形式而言，两个群体均偏向于现金的获得。

四 农业与非农业户籍老年人长期照护需求影响因素分析

尽管农业户籍老年人对于长期照护的需求更加强烈，但非农业户籍老年人对于养老机构、上门服务及社区、养老机构日间服务的接受程度均更高，也更能接受政府提供的长期照护保险。潜在需求与现实意愿之间的矛盾可以从农业与非农业户籍老年人在经济状况、健康状况、居住状况及文化观念等方面的差异进行解释。

（一）经济状况

2014年，城镇老年人年人均收入是农村老年人的3.1倍，城镇老年人保障性收入占79.4%，经营性收入、财产性收入、家庭转移性收入等非保障性收入占20.6%；而农村老年人这两项比例分别为

36.0%、64.0%。① 这一现象在本书也有体现：一方面，非农业户籍老年人已领取退休金、养老金的比例更高，领取的金额也更多；在主观层面上，非农业户籍老年人的经济状况也优于农业户籍老年人。然而，农业户籍老年人与子女的经济往来却更为密切，且表现为给予较多而接受更少，即农业户籍老年人更加需要支持自己的子女或孙子女。从而农业与非农业户籍老年人实际经济情况的差距可能进一步拉大。另一方面，对于长期照护费用的分担，农业户籍老年人整体更加倾向于个人支付较少、政府承担较多；农业户籍老年人因经济原因而不愿意接受政府提供的长期照护保险的比例高出非农业户籍老年人20%。这表明，农业与非农业户籍老年人现实的经济情况差距已经在护理服务的需求与意愿上得到了体现。

（二）健康状况

农业户籍老年人的健康状况劣于非农业户籍老年人，表现在日常生活自理能力更差、14 项日常生活事件的完全自我处理更难以及较能反映身体健康状况或患病严重程度的辅助用品的使用更多。老年人身体健康程度会直接影响其对于长期照料护理的需求。另外，在经济状况更差的情况下，农业户籍老年人因不良健康状况产生对于医疗资源以及照护服务的需求也更加难以得到满足。从而，农业户籍老年人更易进入健康状况恶化与经济状况恶化的循环。

（三）居住状况

农业户籍老年人居住环境稍优于非农业户籍老年人，所居住的楼房有电梯、所居住的小区有社区卫生院或诊所、门禁系统、保安 24 小时值班的比例更高。生活居住环境上的便捷与安全一定程度上能减少对于上门服务与日间服务的需求。此外，农业户籍老年人多与配偶同住，而非农业户籍老年人多独居。农业户籍老年人独居、与配偶同住的比例分别为34.74%、53.72%，而非农业户籍分别为 53.85%、36.54%。可以认为，

---

① 中国老龄科学研究中心：《中国城乡老年人生活状况抽样调查数据简报（2015 年）》，http：//www. crca. cn/shujfb/2020 – 09 – 15/1588. html。

这前后近20个百分点的差距将很大程度上作用到对照护服务的需求上去，即与配偶同住的农业户籍老年人更大比例会合理减少服务需求。

（四）文化观念

首先，农业户籍老年人对家的依赖程度更高，其因"不愿离家"而拒绝入住养老机构的比例高出非农业户籍老年人约8个百分点。其次，农业户籍老年人的子女对于父母入住老年服务机构的意愿更低，导致这一现象的原因可能是农村子女更受孝道文化束缚。最后，农业户籍老年人更加注重与子女的经济往来，其中可能也蕴含了对子女照料与养老的期冀。

五　主要结论与启示

本书基于内蒙古五个城市的抽样调查数据，对比分析农业与非农业户籍老年人对于长期照护的需求。结果表明：农业户籍老年人对于长期照护的需求更加强烈，但非农业户籍老年人对于"养老机构""上门服务"及"社区、养老机构的日间服务"接受程度均更高，也更能接受政府提供的长期照护保险。这种潜在需求与现实意愿之间的矛盾是经济状况、健康状况、家庭状况及文化观念等因素综合作用的结果。尽管农业户籍老年人的健康状况更差，理应对于长期照护具有更强的需求与意愿，但是不良的经济状况直接束缚了其对于护理服务的选择、与配偶同住且具有稍优的居住环境合理抑制了对于护理的需求、文化观念的束缚降低了对于护理服务意愿的表达。

但是，农业与非农业户籍老年人对生活照料、心理抚慰、慢性病护理、康复护理、长期卧床护理以及其他医疗专业护理等长期照护服务"有需要而未得到满足"的比例为11%—16%。老年人对于商业保险公司提供的长期照护保险均存在极大程度的不信任，且对于政府提供的长期照护保险信任度也仅在60%左右。与此同时，老年人又期望政府在长期照护保险费用上承担极大的责任。因此，如何使现有的需求得到满足、缓解长期照护保险的信任危机、增强长期照护需求与供给的协调性，是亟待解决的重要问题。

推动城乡养老保障统筹发展，建议做好以下几个方面：合理缩小诸如城乡居民社会养老保险与城镇职工养老保险等不同种类养老保险保障水平的差距，合理缩小农业与非农业户籍老年人收入水平差距；完善社区各项职能设施，极大地满足老年人基本的便捷与安全诉求；完善长期照护服务及保险体系建设，合理降低收费标准；针对不同群体需求，设计内容、价格各异的多层次服务保险产品；加大政策宣传力度，尽量减少老年人对于长期照护保险的疑惑。

第 五 章

失独老年人的养老服务与长期照护需求

据世界卫生组织预测，到 2050 年，我国将成为世界上老龄化最严重的国家，60 岁及以上的人口比例将达到 35.0% 左右。近 30 年来，伴随着老龄化问题的加重，老年抚养比也不断提高，从 1990 年的 8.3% 上升至 2018 年的 16.8%（国家统计局数据），且近 5 年提升速度明显加快。在人口老龄化日益加剧的背景下，失独老年人的状况应给予重点关注。这些老年人经历了失去独生子女的人生大悲，也不再具备生育能力，是真正的"空巢老年人"。他们饱受着精神创伤，面临着经济困难、疾病缠身、无人照料起居等养老难题。

我国自 20 世纪 70 年代开始倡导实行独生子女生育政策，1982 年正式将计划生育政策确定为基本国策并写入宪法。2015 年，党的十八届五中全会提出"普遍实行二孩生育政策"，意味着实施了 30 多年之久的计划生育政策正式退出历史舞台。计划生育政策的实行对我国的人口总量和人口结构的发展轨迹产生重要影响，在我国的经济社会发展过程中扮演重要角色。但不可否认的是，计划生育政策的实施将造成大量存量或终身独生子女家庭的涌现，这是由于相当一部分的独生子女家庭已不可能再生育子女。随着最早响应独生子女生育政策号召的一代父母逐渐步入暮年，在今后的 30 多年当中，失独老年人将逐步成为一个不可忽视的、数量日益庞大的特殊社会群体。然而，国家尚未针对失独家庭社会保障做出统一的、硬性的制度安排，而是强调各地区根据自身情况因地制宜，使大部分地区的失独家庭仅能领取到每月发放的 340 元特别扶助金，而无法享受到基本的社会保障。因此，在多数独生子女家庭的父母还未步入老年阶段时，有必要对当前失独老年人的基本特征、生活状况、健康状况以及长期照护等养老需求进行分析，为进一步完善相关政策、制度和法律体系提供依据。

在失独人群中，失独老年人经受着更大的痛苦，面临更大的生存挑战，现有文献少有从微观角度针对失独老年人进行全方位的刻画描述。本章将从基本特征、生活状况、健康状况等生存状况和长期照护需求着手，力图展示当前失独老年人的特点。

一　相关研究进展

现有研究对"失独家庭"的界定通常为狭义层面，即独生子女家庭终身只生育过一个子女，且现无存活子女，生育独生子女的妇女已过育龄期，即年龄在 49 岁以上（王伟伟等，2013）。众多学者对失独家庭的规模进行了预测和估计，但得到的结果不尽相同。王广州（2016）利用人口普查、抽样调查数据以及计算机微观人口系统仿真分析技术，估计目前 35 岁及以上失独妇女数量在 140 万左右，但 60 岁及以上的失独妇女增长较快。预计到 2050 年，60 岁及以上失独妇女占 35 岁及以上失独妇女的比重将高达 70%，失独家庭将达到 450 万户左右，几乎不可能达到 1000 万户以上。而穆光宗（2016）认为，我国失独家庭现已超过百万，且每年将新增 7.6 万户，经预测可知，到 2050 年失独家庭总量将超过 1000 万户。无论对失独家庭体量的估计如何，毋庸置疑的是，失独人群的规模将不容忽视。

经历了"白发人送黑发人"的失独人群具备一些共同特点。在基本特征方面，第一，失独夫妻的丧偶、离异比例均高于独生子女尚存的夫妻。由于承受了失去独生子女的沉重打击，亲子关系的缺失可能导致家庭关系、夫妻关系的破裂。而在农村地区还可能出现失能母亲因失独而被丈夫抛弃，甚至自杀（穆光宗，2015）。第二，家庭经济状况较差。据统计，逾 50% 的失独家庭收入水平不及当地的平均水平，且国家给予的扶助补贴难以保障正常生活（韦艳等，2014）。有些失独家庭中的已故子女是因病去世，失独父母为医治孩子倾尽家中积蓄，因病致贫。在城镇地区，部分失独老年人的退休金极低，只能勉强度日；而在家庭传统观念更强的农村地区，失独意味着失去家中的主要经济来源，这都会造成失独家庭的经济窘困。第三，缩小社交圈，甚至自我封闭（熊亮等，2019）。为避免触景生情，失独父母往往会远离当前的社交圈，拒绝外界甚至亲朋好友的善意帮助，或者直接搬出现居住地。在生活现状方面，第一，养老难。"无儿防老"使大多数失独人群担心养老问题，其中养老费用、照护人员以及入住何种养老院都是该群体主要关心的问题（王景迁等，2019）。有些失独人群有意愿入住养老院等机构，但苦于无子女签字无法入住，且这种要求无形之中也给这些失独父母带来二次伤害。第二，倾向于失独家庭相互照料（谢勇才，2016）。失独人群一般认为，同为失独家庭可以互相慰藉，有更多共同语言，可以相互帮扶。例如，身体好的照料身体较差的，经济条件好的照料经济条件较差的等。在健康状况方面，失独老年人由于丧子之痛，往往会增加患基础疾病或慢性病的概率，且享受的医疗保障水平较低，使他们"病不起"。尽管我国的医疗保障体系在不断完善，但仍缺少针对失独人群的国家保障机制，且社会保障始终无法替代子女在父母心中的赡养地位（宋健，2016；荣超等，2020）。在长期照护需求方面，当前老年服务市场化水平仍较低，缺乏足够的专业人才，无法满足特别是即将增多的失独老年人的生活和医疗照护需求（肖云等，2014）。

二 研究方法与数据

本章的数据来源为中国社会科学院国情调研内蒙古基地在2017—2020年度进行的"城市老年人长期照护服务需求问卷调查"，覆盖的城市为赤峰市、鄂尔多斯市、呼和浩特市和通辽市。该调查主要针对60岁及以上老年人，主要调查内容包括个人及家庭基本情况、个人收入与家庭经济状况、医疗费用负担与医疗保障、健康状况与生活质量、护理服务意愿与需求、参加长期照护保险的认知、生活照料现状以及生活娱乐与居住环境。

本章采取对比分析的研究方法，将非失独老年人作为参照组，展示失独老年人的基本特征、生活状况、健康状况等生存状况和长期照护需求情况。通过研究数据统计显示，在调查的所有老年人中，失独老年人有73人，占比为3.62%。

三 失独老年人生存状况与长期照护需求

失独老年人与非失独老年人在基本特征、生活状况、健康状况等生存状况以及长期照护需求方面，均存在差异。

（一）失独老年人的生存状况

1. 基本特征

在个人特征方面，失独老年人中的女性、年龄在 80 岁及以上、丧偶、独居和与孙子女同住的占比较大，且文化程度普遍较低，离退休前为体制内单位负责人或从事工人职业的比例相对较小。在家庭特征方面，失独老年人对家庭经济状况的评价较差，提供经济支持和被支持的比例和水平均较低。

失独老年人与非失独老年人的个人特征存在相似之处，体现在以下几个方面。第一，两个群体的民族绝大多数为汉族；第二，基本都有过生育行为；第三，基本都无宗教信仰，所占比例均在 85% 以上；第四，户籍类型分布相似，半数以上均为本市非农业户籍。

失独老年人与非失独老年人的个人特征也存在差异，体现在以下几个方面。第一，失独老年人中的女性占比较大，较非失独老年人高12% 左右；第二，失独老年人中的 80 岁及以上高龄老年人占比较大，较非失独老年人高约 13%；第三，失独老年人的文化程度普遍偏低；第四，失独老年人中丧偶占比很大，有配偶的比例很小；第五，失独老年人独居和与孙子女同住的比例均较大；第六，在失独老年人离退休前所从事的职业类型中，体制内单位负责人或工人占比最大，但较非失独老年人而言，占比则较小。

具体来看，就文化程度而言，如图 5-1 所示，失独老年人集中在小学及以下的受教育水平，而非失独老年人的受教育水平在小学及以下、初中及高中的分布较平均。

就婚姻状况而言，如表 5-1 所示，失独老年人丧偶的比例明显高于非失独老年人，离婚的比例也略高。这印证了文献中提到的，失去独生子女对夫妻关系和家庭关系将带来极大的负面影响。也间接说明失独老年人不仅没有子女提供照料，由配偶提供照料的可能性也会因此降低。

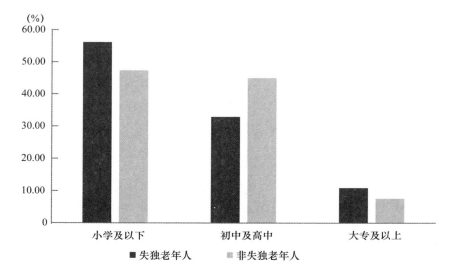

图 5 - 1　失独与非失独老年人文化程度

表 5 - 1　　　　　　　　失独与非失独老年人婚姻状况

婚姻状况		失独老年人	非失独老年人
未婚	频数（人）	2	4
	占比（%）	2.78	0.21
有配偶	频数（人）	13	1410
	占比（%）	18.06	73.25
离婚	频数（人）	8	22
	占比（%）	11.11	1.14
丧偶	频数（人）	49	450
	占比（%）	68.06	23.38
同居	频数（人）	0	39
	占比（%）	0	2.03
总计	频数（人）	72	1925
	占比（%）	—	—

注：因四舍五入处理，占比相加可能不等于100%。下同。

就居住状况而言，如表 5 - 2 所示，失独老年人独居占比较大，与子女或孙子女①同住的情况较多见，但与配偶同住的比例极低，这与上述婚姻状况的统计结果相一致。

表 5 - 2　　　　　　失独与非失独老年人居住状况

居住状况		失独老年人	非失独老年人
独居	频数（人）	51	842
	占比（%）	70.83	43.83
与配偶同住	频数（人）	6	885
	占比（%）	8.33	46.07
与子女或孙子女同住	频数（人）	15	188
	占比（%）	20.83	9.79
其他	频数（人）	0	6
	占比（%）	0	0.31
总计	频数（人）	74	1921
	占比（%）	—	—

就离退休前所从事的职业来看，如表 5 - 3 所示，无论是否是失独家庭，样本中的老年人大多曾经为体制内单位负责人（国家机关、党群组织、企业、事业单位负责人）或工人。但相比较来说，失独老年人曾经从事这两种主要职业的占比均低于非失独老年人 10 个百分点左右。而对其他职业类型进行统计分析后发现，失独老年人从事"五七工"的比例较高，非失独老年人原为农民的比例较高。

表 5 - 3　　　　　　失独与非失独老年人离退休前的职业类型

离退休前的职业类型		失独老年人	非失独老年人
体制内单位负责人	频数（人）	12	484
	占比（%）	24.00	31.61
工人	频数（人）	10	499
	占比（%）	20.00	32.59

———————

①　对于失独老年人而言，"子女或孙子女"特指孙子女。余同。

续表

离退休前的职业类型		失独老年人	非失独老年人
其他	频数（人）	28	548
	占比（%）	56.00	35.80
总计	频数（人）	50	1531
	占比（%）	—	—

失独老年人与非失独老年人的家庭特征存在相似之处，这体现在与两个群体居住在一起的家庭人数都较少，但与失独老年人同住的家庭成员人数均值还是低于非失独老年人。

失独老年人与非失独老年人的家庭特征也存在差异，体现在以下几个方面。

第一，失独老年人对家庭经济状况的评价比较差。如图 5-2 所示，与非失独老年人相比，失独老年人认为家庭经济状况入不敷出的比例高 11 个百分点，而认为尚有结余或很宽裕的比例却低了 14 个百分点。不过，约为半数的老年人还是认为可以达到收支平衡的状态。

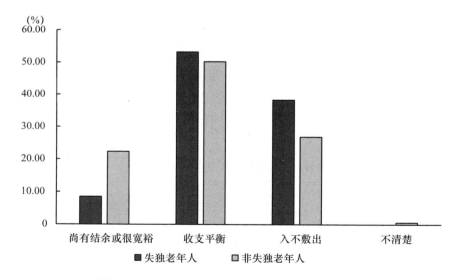

图 5-2　失独与非失独老年人自评家庭经济状况

第二，如表 5 - 4、表 5 - 5 所示，与非失独老年人相比，失独老年人为子女或孙子女提供经济支持的比例低近 11 个百分点，且提供的数额较少；同时，失独老年人的子女或孙子女也较少提供经济支持，低于非失独老年人约 21 个百分点。且即使提供，其数额也较低。

表 5 - 4　　　　　失独与非失独老年人给子女或孙子女的支持　　　单位：元

老年人类别	均值	标准差	最小值	最大值
失独老年人	8790.00	10265.20	500	36000
非失独老年人	9208.54	25573.67	50	400000

表 5 - 5　　　　　子女或孙子女给失独与非失独老年人的支持　　　单位：元

老年人类别	均值	标准差	最小值	最大值
失独老年人	1814.29	2051.36	200	6000
非失独老年人	5953.03	8793.22	5	60000

2. 生活状况

在养老现状方面，失独老年人领取离退休金、养老金的比例较低，且领取待遇水平较高的机关事业单位离退休金的比例较低，领取城乡居民社会养老保险金和城乡低保补贴的比例较高。与之相对应的是，每月领取到的离退休金、养老金水平也较低。在生活照料现状方面，失独老年人及配偶日常生活有人照料护理的比例较低，由配偶照护的比例很小，由儿子/儿媳①照护的比例较大。即使如此，失独老年人对当前的生活照料满意程度却相当高。另外，在雇用保姆的渠道选择上，失独老年人更偏好通过社区服务中心寻找，且每月支付给保姆的费用较低。

失独老年人与非失独老年人的养老现状存在相似之处，这体现在以下几个方面。第一，绝大多数老年人当前都选择居家养老，占比高达近 99%，依托社区、养老机构等其他养老方式并不常见；第二，无论失独与否，老年人的理想养老生活方式都相近，超过半数的老年人都想自己

---

①　对于失独老年人而言，"儿子/儿媳"特指儿媳。余同。

或与配偶单独居住。

失独老年人与非失独老年人的养老现状也存在差异，这体现在以下几个方面。

第一，如表5-6所示，失独老年人能够领取离退休金、养老金的比例略低。

表5-6　　　　失独与非失独老年人离退休金、养老金领取情况

本人是否领取离退休金、养老金		失独老年人	非失独老年人
是	频数（人）	55	1569
	占比(%)	76.39	81.63
否	频数（人）	17	353
	占比(%)	23.61	18.37
总计	频数（人）	72	1922
	占比(%)	100.00	100.00

第二，如图5-3所示，失独老年人领取待遇水平较高的机关事业单位离退休金的比例较低，而领取城乡居民社会养老保险金和城乡低保补贴的比例较高。这可能是由于失独老年人在体制内就业的比例较小。另外，由于后两种养老金的待遇较低，可推测失独老年人的经济状况较差。

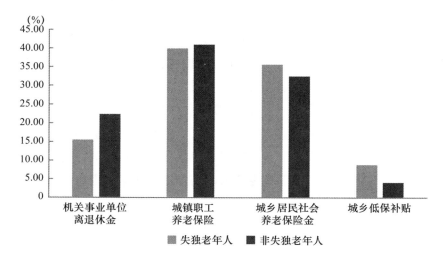

图5-3　失独与非失独老年人领取的离退休金、养老金类型

　　第三，在剔除异常值后，通过表5-7可发现，失独老年人每月领取到的离退休金、养老金水平的均值低于非失独老年人，其差距为133.04元。通过图5-4还可知，失独老年人的离退休金、养老金水平大都分布在2000元左右，而非失独老年人大都分布在3000元左右，且有好几个更高水平的小高峰，差异较大。

表5-7　　　　失独与非失独老年人领取的离退休金、养老金水平　　　　单位：元

老年人类别	均值	标准差	最小值	最大值
失独老年人	2577.46	1761.53	0	8000
非失独老年人	2710.50	1457.87	0	10000

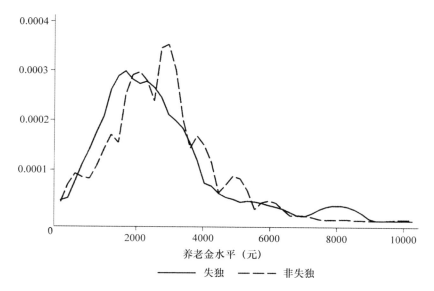

图5-4　失独与非失独老年人领取的离退休金、养老金水平

　　失独老年人与非失独老年人的生活照料现状差异较大，主要体现在以下几个方面。第一，如表5-8所示，失独老年人及配偶日常生活有人照护的比例较低，与非失独老年人相差约42个百分点。在提供照护的人中，儿子/儿媳占比较大，而配偶、女儿/女婿/孙子女占比较小。其中差异最大的是是否由配偶来提供照护，其差距约为46个百分点，在"其他"选项中，有近50%的失独老年人选择自我照

料，这也印证了失独老年人离异或丧偶比例大这一个人特征，如图 5 – 5 所示。

表 5 – 8　　　　　失独与非失独老年人及配偶日常生活照护现状

您和配偶目前日常生活是否有人照护		失独老年人	非失独老年人
是	频数（人）	11	935
	占比(%)	18.64	60.17
否	频数（人）	48	619
	占比(%)	81.36	39.83
总计	频数（人）	59	1554
	占比(%)	100.00	100.00

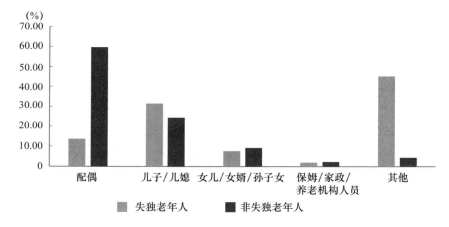

图 5 – 5　失独与非失独老年人提供照护的人员

第二，如表 5 – 9、表 5 – 10 所示，在雇用保姆的渠道选择上，失独老年人更偏好通过社区服务中心寻找，其比例高于非失独老年人近 28 个百分点。选择亲戚朋友、家政服务人员或养老机构人员等渠道的比例较低。就每月支付给保姆的费用而言，失独老年人的平均支付水平也远低于非失独老年人，这可能源于失独老年人的主要经济来源（离退休金、养老金）水平较低，整体经济状况较差。两个群体的相似之处在于，即使雇用保姆，也一般不住家照料、同吃同住，但照料失独老年人的保姆住家的比例更低。

表 5 - 9 失独与非失独老年人雇用保姆的渠道

雇用保姆的渠道		失独老年人	非失独老年人
亲戚朋友	频数（人）	8	170
	占比(%)	17.02	25.72
家政服务人员	频数（人）	7	144
	占比(%)	14.89	21.79
养老机构人员	频数（人）	8	133
	占比(%)	17.02	20.12
社区服务中心	频数（人）	23	139
	占比(%)	48.94	21.03
其他	频数（人）	1	75
	占比(%)	2.13	11.35
总计	频数（人）	47	661
	占比(%)	100.00	100.00

表 5 - 10 失独与非失独老年人每月支付给保姆的费用 单位：元

老年人类别	均值	标准差	最小值	最大值
失独老年人	186.18	190.77	0	500
非失独老年人	549.18	834.08	0	4000

第三，如图 5 - 6 所示，就对目前生活照料的满意程度而言，即使失独老年人的客观生活照料现状不如非失独老年人，但失独老年人更加满意和知足，评价为非常满意的比例大大高于非失独老年人。

3. 健康状况

在慢性病患病情况方面，如图 5 - 7 所示，失独老年人患慢性病的比例相对较小，但患高血压、心血管疾病以及糖尿病的比例相对较高。在自理能力方面，失独老年人日常生活自理能力较强，但在除上厕所、进食、穿衣、上下床和行走这五项之外的日常事件上，其完全自理能力

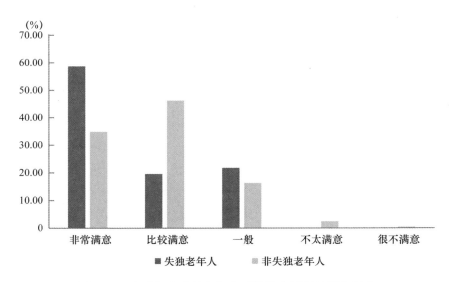

图 5-6   失独与非失独老年人对目前生活照料满意程度

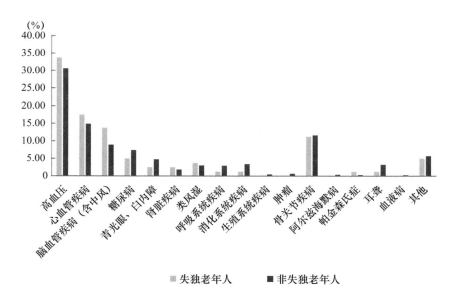

图 5-7   失独与非失独老年人患慢性病病种

注：心血管疾病中不包括高血压。

却不如非失独老年人。另外，失独老年人使用老花镜的比例较低，但使用拐杖的比例较高。在就医和医疗保障方面，失独老年人参与城镇居民医保的比例较高，但参与待遇较好的公费医疗和城镇职工医保的比例相对较低。失独老年人上一年未看过病和未住过院的比例均较高，平均住院次数较少，平均医疗花费和自费部分却较高。另外，在对常见病或慢性病通常采取的治疗方式选择上，失独老年人选择去药店买药的比例明显较高，选择去省级或市级医院的比例则明显较低。

失独老年人与非失独老年人的慢性病患病情况较为相似。无论是否失独，老年人患慢性病的比例较高，这符合一般经验，但失独老年人患病的比例较小，比非失独老年人低 9 个百分点左右。在所患慢性病病种上，高血压、糖尿病以及骨关节疾病是老年人常见慢性病，而失独老年人患前三种慢性病的比例均高于非失独老年人。

失独老年人与非失独老年人的自理能力差异较大。第一，如图 5 - 8、表 5 - 11 所示，失独老年人日常生活自理能力较强，近 55% 的人身体健康且还可以帮助别人，这一比例高出非失独老年人 20 个百分点左右。但对于失独老年人的配偶而言，其自理能力却低于非失独老年人的配偶。

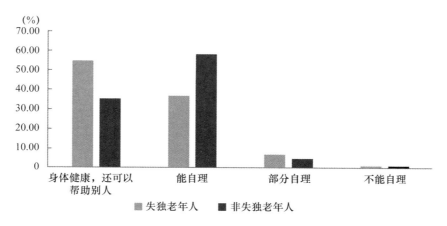

图 5 - 8　失独与非失独老年人目前日常生活自理能力

表 5 – 11 失独与非失独老年人配偶日常生活自理能力

配偶目前日常生活自理的能力		失独老年人	非失独老年人
身体健康，还可以帮助别人	频数（人）	4	436
	占比（%）	19.05	35.56
能自理	频数（人）	15	706
	占比（%）	71.43	57.59
部分自理	频数（人）	2	54
	占比（%）	9.52	4.40
不能自理	频数（人）	0	30
	占比（%）	0.00	2.45
总计	频数（人）	21	1226
	占比（%）	100.00	100.00

　　第二，如图 5 – 9 所示，无论失独与否，老年人对于上厕所、进食、穿衣、上下床和行走这五项日常事件基本都可以完全自理，但在洗澡、做饭菜和洗衣服等其他日常事件方面，失独老年人能够完全自理的比例较非失独老年人低，尤其是在日常购物、搭乘公共交通、打电话和处理自己的财物方面，有困难的比例略大。

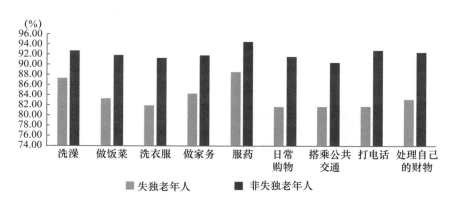

图 5 – 9　失独与非失独老年人日常事件完全自理能力

　　第三，无论失独与否，老年人一般不使用除假牙、老花镜和拐杖以外的辅助用品，且假牙的使用比例均为 40% 左右。但失独老年人使用老花镜的比例较低，与非失独老年人相差 17 个百分点左右；而使用拐杖的比例则较高，高约 8 个百分点，说明失独老年人更多行动不便。

失独老年人与非失独老年人的就医与医疗保障现状差异较大。第一，如图 5 - 10 所示，失独老年人参与城镇居民医保的比例较高，比非失独老年人高近 16 个百分点，但参与待遇较好的公费医疗和城镇职工医保的比例相对较低，未参保的比例也略高于非失独老年人。这意味着失独老年人的养老保障水平普遍低于非失独老年人。

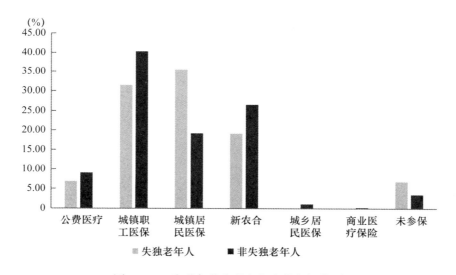

图 5 - 10　失独与非失独老年人的参保类型

第二，如图 5 - 11 所示，无论是否失独，老年人在上一年没有去过医院或诊所看病的比例均超过 51%，且失独老年人的比例更高，说明失独老年人去看病的次数少于非失独老年人。

第三，如图 5 - 12 所示，失独老年人在上一年的平均住院次数较低，与非失独老年人相差 0.3 次左右。且失独老年人住院次数的最大值仅为 2 次，而非失独老年人的住院次数最多为 12 次。另外，尽管多半老年人上一年都未住过院，但失独老年人的比例仍高于非失独老年人。对老年人配偶的统计分析也得出相似结论，且未住过院的失独老年人配偶比例远高于非失独老年人配偶。这说明失独老年人的看病次数整体较少。

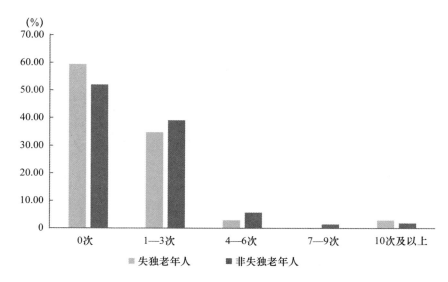

图5-11   失独与非失独老年人上一年去医院或诊所的看病次数

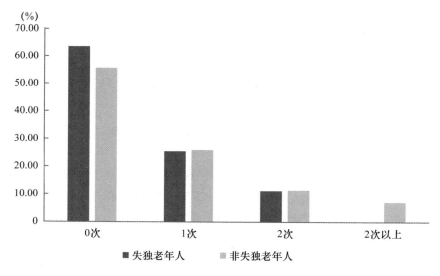

图5-12   失独与非失独老年人上一年住院次数

第四，如表5-12、图5-13、表5-13、图5-14所示，多半失独老年人上一年没有医疗费用支出，且该比例高出非失独老年人15个百分点左右。且失独老年人有较少医疗费用的比例也较低。但两个群体有较多医疗费用的比例相当。但若产生了费用，其平均花费高于非失独老年人。进一步对自费部分进行分析可知，失独老年人无自费比例较高，这可能源于没有支出医疗费用的比例较大。另外，自费费用在 0—10000（含）元和 10000—100000（含）元的比例均低于非失独老年人，且有自费 100000 元以上的情况。若产生自费费用，其水平远高于非失独老年人。

表 5 - 12　　　　　失独与非失独老年人上一年医疗费用

老年人类别	均值	标准差	最小值	最大值
失独老年人	21803.45	32686.70	300	150000
非失独老年人	20703.92	71857.06	100	2000000

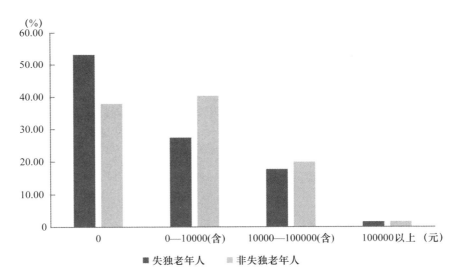

图 5 - 13　失独与非失独老年人上一年看病/住院总费用

表 5 - 13　　　　失独与非失独老年人上一年医疗费用自费部分　　　单位：元

老年人类别	均值	标准差	最小值	最大值
失独老年人	16710.53	34388.90	1000	150000
非失独老年人	8656.66	13736.45	100	100000

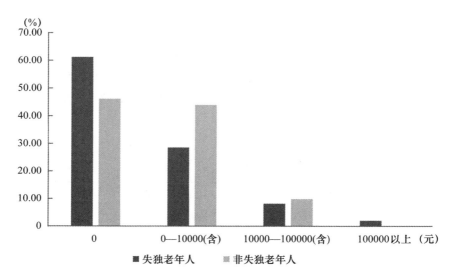

图 5 – 14　失独与非失独老年人医疗费用自费部分

第五，如图 5 – 15 所示，失独老年人选择去药店买药的比例明显高于非失独老年人，大约高出 23 个百分点，而选择去省级或市级医院等医疗水平较高的医疗机构看病的比例则明显低于非失独老年人。

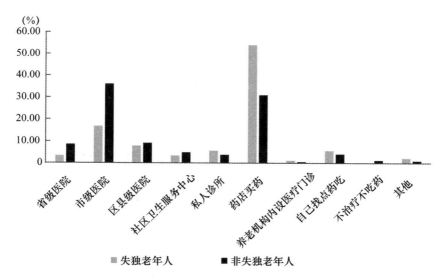

图 5 – 15　失独与非失独老年人对常见病或慢性病通常采取的治疗方式

(二) 长期照护需求

在照护服务意愿方面,失独老年人在上一年对各项服务的需求明显较多,且对于有需求的老年人来说,失独老年人的服务获得情况较好。在患病后,失独老年人更愿意在家自我照料,且更不愿意入住养老机构,主要原因为不愿离开家和收费太高。在生活部分不能自理时,失独老年人接受上门服务的比例较低,但当生活完全不能自理时,则更偏向上门服务。而对于个人费用而言,失独老年人愿意承担的水平则较低。

在参加长期照护保险的认知方面,就政府提供的长期照护保险而言,失独老年人选择不愿意参加的比例较高。且即使愿意参加,所愿意支付的费用也较低。另外,该群体还认为保险应对更广泛的社会群体负责,支付的覆盖面应更广泛。就商业保险公司提供长期照护保险而言,失独老年人更偏向以服务占比较多为保障形式的产品。

1. 照护服务意愿

失独老年人与非失独老年人的照护服务意愿有相似之处。第一,无论是否失独,超过50%的老年人都没考虑过对长期照护服务的需求,且失独老年人没考虑过的比例更高;第二,患病后的意愿照料对象(除自我照料和配偶照料)占比基本一致;第三,子女对于老年人入住老年服务机构的态度相近;第四,入住老年服务机构的基本要求均主要为服务质量、医疗条件、机构收费、设施设备和饮食条件,且所占比例也相当;第五,当生活不能自理时,均有半数以上的老年人愿意去社区或养老机构接受日间照料;第六,意愿的长期照护费用解决渠道一致,均有约85%的老年人选择家庭和政府共同分担的方式,且对于政府至少承担和个人至多承担比重的意见也基本一致。

失独老年人与非失独老年人的照护服务意愿也有差异。如图5-16所示,第一,在考虑过是否需要各项长期照护服务的老年人中,失独老年人对各项服务的需求明显多于非失独老年人。

第二,如图5-17所示,进一步对有长期照护服务需要的老年人进行分析后,发现失独老年人的服务获得情况总体优于非失独老年人,各项服务的获得比例均高于非失独老年人,说明失独老年人更多依赖社会提供的照护服务。

第三，与非失独老年人相比，失独老年人患病后更愿意在家自我照料，而不太愿意由配偶照料，且选择配偶照料的比例比非失独老年人低近 28 个百分点。

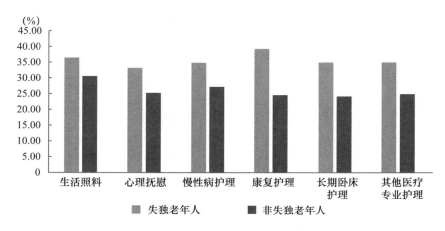

图 5 - 16　失独与非失独老年人对长期照护服务的需求

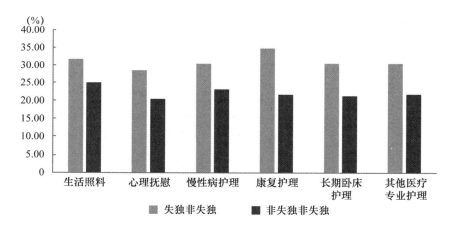

图 5 - 17　失独与非失独老年人长期照护服务的获得情况

第四，如表 5 - 14、图 5 - 18 所示，与非失独老年人相比，失独老年人选择养老机构的意愿较弱，即更不愿意去养老机构接受照料。而这其中的原因主要是不愿离开自己的家和收费太高，且由于失去唯一的儿子或女儿，依靠子女或孙子女的比例远低于非失独老年人。

表5－14　　　　　　　失独与非失独老年人选择养老机构的意愿

是否愿意选择养老机构		失独老年人	非失独老年人
愿意	频数（人）	9	469
	占比(%)	12.86	24.30
不愿意或不完全自愿	频数（人）	23	736
	占比(%)	32.86	38.13
没想过	频数（人）	38	725
	占比(%)	54.29	37.56
总计	频数（人）	70	1930
	占比(%)	—	—

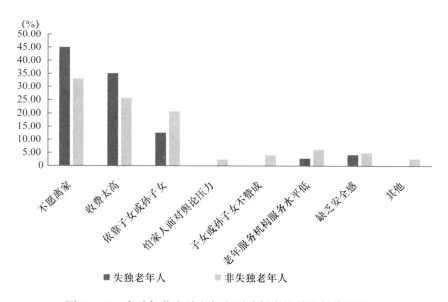

图5－18　失独与非失独老年人不选择入住养老机构的理由

第五，失独老年人中有较大比例不清楚所居住社区是否提供养老服务。而在知晓情况的前提下，失独老年人所居住社区提供养老服务的比例比非失独老年人低5%左右。

第六，如表5－15、图5－19所示，在生活部分不能自理时，失独老年人表明接受上门服务意愿的比例较低，且有近50%的人选择不接受，高于非失独老年人。而选择不愿意的最主要原因均为价格太高。其中，选择该原因的失独老年人占比为 39.73%，非失独老年人占比为 17.88%，说明失独老年人更在意费用的高低。另外，若提供了其他照护服务选项，失独老年人更偏向上门服务，较非失独老年人高出 35 个百分点。

表 5 – 15　　　　　　失独与非失独老年人接受上门服务的意愿

在生活部分不能自理时，是否愿意接受上门服务		失独老年人	非失独老年人
愿意	频数（人）	24	879
	占比(%)	33.80	45.88
不愿意	频数（人）	35	556
	占比(%)	49.3	29.02
不确定	频数（人）	12	481
	占比(%)	16.9	25.10
总计	频数（人）	71	1916
	占比(%)	100.00	100.00

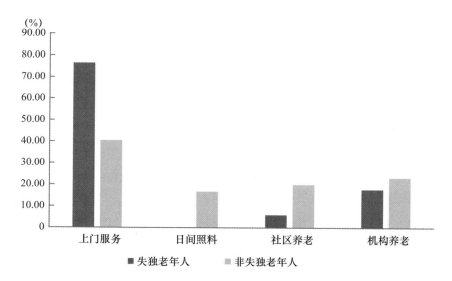

图 5 – 19　失独与非失独老年人生活不能自理时最愿意接受的服务

注：失独老年人日间照料数据为 0。

第七，如表 5-16、表 5-17 所示，失独老年人愿意承担的费用水平较低。首先，就长期照护费用中个人每月应承担的费用而言，失独老年人愿意承担的平均水平低于非失独老年人约 343 元；其次，当生活完全不能自理时，由老年服务机构提供服务，每月最多能支付的金额也低于非失独老年人。

表 5-16　失独与非失独老年人个人每月承担的平均费用　单位：元

老年人类别	均值	标准差	最小值	最大值
失独老年人	595.83	672.75	0	3000
非失独老年人	938.34	3107.053	0	80000

表 5-17　失独与非失独老年人每月至多支付的金额　单位：元

老年人类别	均值	标准差	最小值	最大值
失独老年人	712.50	810.96	0	3000
非失独老年人	963.25	1216.09	0	20000

2. 参加长期照护保险的认知

失独老年人与非失独老年人的照护服务意愿有相似之处。第一，不愿意接受政府提供的长期照护保险的最主要原因均为经济上无法承受，且失独老年人选择此原因的比例远高于非失独老年人；第二，均不愿意购买商业保险公司提供的长期照护保险，且失独老年人选择不愿意的比例比非失独老年人高出 15 个百分点左右。而不愿意购买的原因也一致，均为经济上无法承受和不信任商业保险。

失独老年人与非失独老年人的照护服务意愿也有差异。第一，如表 5-18 所示，若政府通过保险方式为您提供长期照护服务，政府、单位、个人共同负担费用，失独老年人选择不愿意的比例接近 50%。与此形成对比的是，非失独老年人选择愿意的比例超过 50%。

表 5 - 18　失独与非失独老年人是否愿意接受政府提供长期照护保险

是否愿意		失独老年人	非失独老年人
愿意	频数（人）	22	1103
	占比(%)	30.14	57.33
不愿意	频数（人）	35	436
	占比(%)	47.95	22.66
不清楚	频数（人）	16	385
	占比(%)	21.92	20.01
总计	频数（人）	73	1924
	占比(%)	100.00	100.00

第二，如表 5 - 19 所示，若愿意参加长期照护保险，大部分老年人都不清楚个人每月愿意支付多少费用。但在清楚的老年人中，失独老年人愿意支付的水平低于非失独老年人。

表 5 - 19　　　　　失独与非失独老年人每月愿意支付的费用　　　　单位：元

老年人类别	均值	标准差	最小值	最大值
失独老年人	470.00	323.35	100	1000
非失独老年人	608.52	901.26	0	10000

第三，如图 5 - 20、图 5 - 21 所示，与非失独老年人相比，失独老年人认为政府的长期照护保险应对更广泛的社会群体负责，例如不论年龄的所有完全失能的人；还认为若对完全失能老年人提供长期照护，社会保险支付的覆盖面应该更广泛，例如与失能老年人相关的所有费用，但对于"由家人提供照顾，政府给予现金补贴"的方式认同感低于非失独老年人。

第四，如图 5 - 22 所示，若购买保险公司的照护保险产品，老年人都偏向现金补偿形式，但失独老年人更偏向服务占比较多的保障形式，这体现在失独老年人选择"提供照护服务的实物补偿方式"和"服务为主 + 现金为辅"这两种保障形式的比例较高。

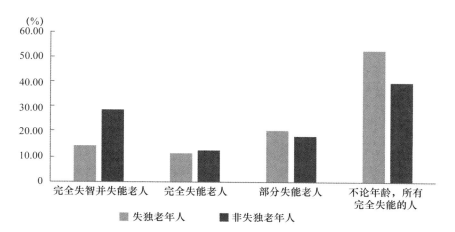

图5－20　失独与非失独老年人对政府长期照护保险的受众群体认知

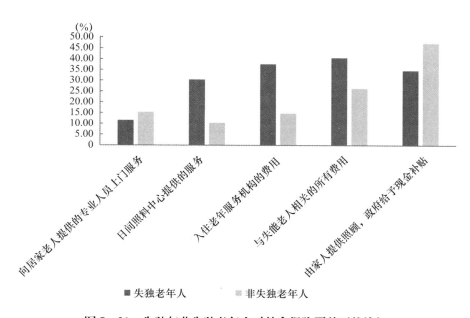

图5－21　失独与非失独老年人对社会保险覆盖面的认知

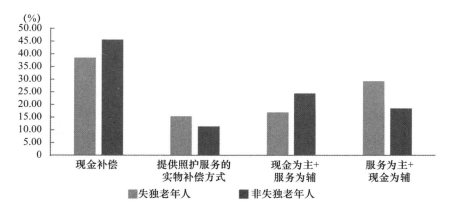

图 5 - 22   失独与非失独老年人最喜欢的保障形式

四   主要结论与启示

计划生育政策的实施不仅控制了我国人口总量，还催生了大量的独生子女家庭。尽管死亡是一个小概率事件，但独生子女家庭均面临着失独风险。随着独生子女家庭中的父母一代逐步进入老年，失独人群也日益老龄化。本章聚焦于失独人群中的老年人，基于比较分析视角，将失独老年人与非失独老年人进行对比，进而发现该群体的生活质量偏低，经济状况较差，医疗和养老的社会保障水平还不足，以及对长期照护有较大需求等特点。对此，提出以下几条建议。

第一，提高失独老年人基本生活保障水平。保证失独老年人的基本生活收入，动态调整扶助金标准（陈恩等，2018），对有特殊苦难的失独老年人给予特殊援助，改善现有家庭经济状况较差的局面。

第二，健全失独老年人的医疗和养老保障等社会保障制度。医疗和养老保障水平是影响老年人生活质量的重要因素，特别是对于缺乏家庭保障的失独老年人。因此，应有针对性地采取保障失独老年人老年生活的措施，例如，放宽入住养老院的条件限制，增加养老服务种类，将失独老年人纳入医疗救助范围等。

第三，重视失独老年人的精神抚慰。失独老年人多为丧偶、离异，且又失去了唯一的子女，精神受到极大创伤，故应推动各项联谊交流活动，采取精神救助，增强失独老年人的社会融入感，尽早摆脱心理阴影。

第 六 章

少数民族老年人的养老服务与
长期照护需求

　　不同的国家、民族甚至地区，由于其地理位置、风俗习惯、文化差异以及经济和政治背景不同，对于长期照护需求和选择也存在一定的差异。例如在长期照护制度运行模式的选择上，德国等欧洲国家采用了体现公平和有序竞争的运行模式，这种运行模式质量较高，运行成本也相对高。意大利、希腊等地中海沿线的国家长期照护主要由家庭提供，公共部门提供的资金有限，其运行成本也较低。美国、法国等国家的长期照护体系采用由公共保障和商业保险共同构成的混合模式，其中商业保险强调了个人的自由和选择。长期照护需求使照护成本上升，为家庭和国家公共财政带来了一定的资金压力。为此，各国开始探索建立长期照护保险制度。2016 年，我国出台了《关于开展长期护理保险制度试点的指导意见》，首次在 15 个城市开展试点活动，探索建立以社会互助方式筹集资金的长期照护保险制度。目前，这一制度仍有待完善，特别是针对不同的群体，其长期照护需求存在差异，相应的制度设计应该在全国性的政策标准中考虑到地域和民族文化差异的特殊性。

　　在我国不同民族背景下，老年人的基本特征、生活状况、健康状况、长期照护需求是否存在差异，具体的差异体现在哪些方面，是我们需要厘清的问题。本章主要采用内蒙古的调研数据，将汉族老年人与少数民族老年人进行对比分析，确定民族因素对老年人健康状况和长期照护需求等方面造成的影响。

一 长期照护需求的影响因素概述

目前关于长期照护需求的研究主要集中于发展现状、影响因素和照护负担方面。从长期照护需求的发展现状来看，目前长期照护需求存在供需失衡问题。肖利允等（2020）指出，由于社会支持水平、功能障碍程度等因素影响，失能老年人的照护需求常常不能得到满足，个人实际拥有的能够满足其长期照护需求的资源不足。有学者研究表明，相比于女性失能老年人，男性失能老年人长期照护需求未得到满足的比例略高。

关于长期照护需求的影响因素的研究文献较多。其中，影响因素较为集中，主要表现在性别、年龄、收入来源、健康状况以及子女情况等方面。李伟峰等（2015）发现老年人长期照护需求的主要影响因素包括老年人的年龄、健康状况、收入来源以及体育锻炼状况。老年人年龄越大，失能率越高，其对长期照护服务的需求也更高；健康状况差、缺乏体育锻炼的老年人身体机能更差，长期照护需求也更高；子女供养的老年人相比于自养和政府养老的老年人来说，劳动主动性较低，长期照护服务的需求更大。老年人的长期照护需求受性别、婚姻状况、居住情况、生活来源、子女个数、邻居帮助、自理能力等因素的影响。女性老年人较多选择家庭养老，男性老年人则更可能选择机构养老。有配偶、非独居、子女数量多的老年人更多选择居家照料。李强等（2015）基于山东省失能老年人的调查数据，得出年龄、文化程度、子女数量、独立居住或夫妻同住、可支配收入、自理能力、慢性病情况、视力、精神慰藉等对老年人的长期照护需求影响显著。文化程度高、独居、可支配收入高、自理能力差、慢性病较多的老年人倾向于选择机构照料，视力差、缺乏精神慰藉、子女数量少的老年人倾向于选择居家照护。子女数量多、身体状况好、文化程度低的老年人更倾向于家庭照护。

不同民族、地区由于地理环境、文化传统、经济发展状况等原因，对老年人长期照护需求的影响具有差异性。艾斌等（2013）指出，照护需求受民族文化和地域环境的影响，我国地域辽阔，民族众多，各民族、各地区生活环境和生活习惯差异性较大，制定政策时要考虑到民族地区的特殊性和差异性。不同民族由于居住地的地理位置、文化氛围差异，其对于幸福的感悟不同，甚至对人生价值的追求和理解也不同，在长期照护需求的选择上存在一定差异。王玉环等（2015）认为，民族差异是影响照护需要的重要因素。由于少数民族人群在照护老年人过程中受风俗、照护观念、经济等因素影响，照护需要可能与汉族人不同。居家养老是失能老年人最主要的养老方式。通过对维吾尔族和哈萨克族的调查结果表明，维吾尔族卫生服务机构较多，而哈萨克族具有游牧传统，居住地靠近山区，经济水平低于维吾尔族，因此没有完善的卫生服务设施。与此同时，哈萨克族每年有多半时间去山上放牧，很少接触正式照护机构的专业照护，并不了解照护机构的运行特点，加之安于现状的民族特点，对正式照护的需求也相对较低。孔凡磊等（2014）指出，以藏族为主的西藏城市地区老年人的社会经济地位既对长期照护需求有直接影响，又通过精神健康间接影响长期照护需求，社会经济地位对长期照护需求的直接和间接影响都是负向的，即社会经济地位越高，其长期照护需求越低。艾斌（2015）认为，由于地理环境和居住文化影响，西藏老年人患白内障的比例高，排泄负担较重。少数民族地区社会照护体系不完善，得到的社会照护较少。杨红卫等（2017）通过对傣族、侗族、藏族这三个少数民族进行调研，发现少数民族老年人患有慢性病的概率较高，对基本公共卫生服务的需求非常大。高蠡群等（2018）发现，少数民族的主要养老需求集中在居家养老和社区养老，而非机构养老。部分少数民族群众受宗教信仰的影响，对生老病死有自己的看法，养老和医疗照护的期望值不高，长期照护需求比汉族低。同时，少数民族老年人由于年轻时劳动强度大，膝关节退行性变化出现的可能性较高，长期照护中应重点关注，将膝关节疾病的预防和康复作为重点服务内容。应碧荷等（2018）指出，语言不通也是目前影响少数民族老年人长期照护需求的重要因素，提供照护服务的机构应该重视民族文化风俗，培养能用当地语言进行沟通的养老护理员。李长远等（2018）指出，汉族老年人更倾向于选择社区养老和居家养老相结合的医养结合养老模式，其意愿是少数民族的 1.713 倍，说明少数民族地区养老服务发展滞后，当社区养老和居家养老发展不完善时，少数民族老年人选择机构养老的比例比较高。

综上，关于老年人长期照护需求的影响因素分析已经比较全面。目前关于不同民族老年人的长期照护需求分析主要集中于单一少数民族或多个少数民族的单方面分析，将汉族与少数民族老年人健康状况和照护需求进行对比分析的文献较少。本章主要针对已有文献的情况，采用内蒙古自治区的调研数据，从老年人的基本特征、生活状况、健康状况以及长期照护需求等方面对比分析少数民族与汉族老年人的情况，探索分析民族因素对老年人健康状况和长期照护需求的影响。

二　数据来源与样本分布

本章的研究数据基于中国社会科学院国情调研内蒙古基地在 2017—2020 年度进行的"城市老年人长期照护服务需求问卷调查"，调研主要针对 60 岁及以上老年人。主要内容包括个人及家庭基本情况、个人收入与家庭经济状况、医疗费用负担与医疗保障、健康状况与生活质量、照护服务意愿和需求、参加长期照护保险的认知、生活照料现状以及生活环境八个方面。

该调研主要在内蒙古开展，2017—2020 年累计调研 3071 人，其中赤峰市、巴彦淖尔市累计调研 1021 人，占总调研人数的 33.25%；鄂尔多斯市累计调研 509 人，占总调研人数的 16.57%；呼和浩特市累计调研 1117 人，占总调研人数的 36.37%；通辽市累计调研 424 人，占总调研人数的 13.81%。具体的城市样本分布情况见图 6 - 1。

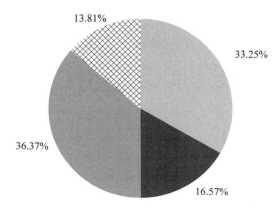

图 6 - 1　样本的城市分布情况

　　我们的研究主要基于民族之间的对比分析，图 6 – 2 为样本的民族分布情况。其中，2017 年有效样本量为 492 份，少数民族有 62 份，汉族 430 份；2018 年有效样本量为 1024 份，少数民族有 68 份，汉族 956 份；2019 年有效样本量为 1012 份，少数民族有 84 份，汉族 928 份；2020 年有效样本量为 508 份，少数民族有 100 份，汉族 408 份。最终，汉族样本量共计 2722 份，约占总样本量的 89.66%。少数民族样本量总计 314 份，占 10.34%，少数民族主要包括回族、蒙古族、满族等。

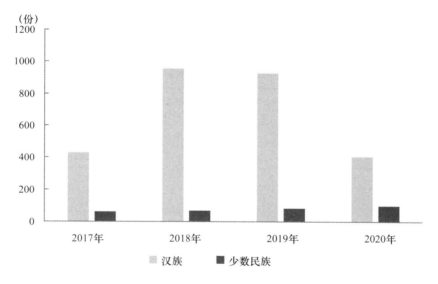

图 6 – 2　样本的民族分布情况

三　不同民族老年人基本特征和生活状况分析

（一）不同民族老年人基本特征

　　如表 6 – 1 所示，相比于汉族老年人，少数民族老年人的学历更高，且更倾向于有自己的宗教信仰。具体来看，受访者中，女性老年人占比高于男性，相比于汉族，少数民族的女性受访者占比更高，为 59.87%。受访老年人的年龄主要集中在 60（含）—80 岁，少数民族老年人平均年龄更低。从学历来看，汉族老年人在不同学历中的分布较为均匀，学历有高有低；少数民族老年人中，小学及以下学历老年人占比较少。值得注意的是，少数民族老年人中高学历受访者更多，高中及以上学历老年人占比高达42.44%，明显高于汉族老年人，未上过学老年人和小学学历老年人占比也明显低于汉族老年人。说明少数民族老年人受教育程度更高。受访老年人的婚姻状况以有配偶和丧偶为主，失独和未生育子女的老年人比例都不高。老年人大多独居或与配偶同住。在宗教信仰方面，少数民族老年人有宗教信仰的比例为20.06%，远远高于汉族老年人信仰宗教的比例。从户籍类型来看，少数民族和汉族老年人都以本市户籍为主，外市户籍老年人数量不多。

表6-1　　　　　　　　　不同民族老年人基本特征

个人及家庭特征		汉族（人）	百分比（%）	少数民族（人）	百分比（%）
性别	男	1233	45.45	126	40.13
	女	1480	54.55	188	59.87
年龄	60（含）—70岁	1351	49.72	179	57.01
	70（含）—80岁	953	35.08	85	27.07
	≥80岁	413	15.20	50	15.92
文化程度	未上过学	572	21.13	38	12.22
	小学	700	25.86	61	19.61
	初中	693	25.60	80	25.72
	高中及以上	742	27.41	132	42.44
婚姻状况	未婚	11	0.41	1	0.32
	有配偶	1960	73.30	219	70.87
	离婚	32	1.20	6	1.94
	丧偶	630	23.56	77	24.92
	同居	41	1.53	6	1.94
是否失独	失独	98	3.92	10	3.36
	非失独	2404	96.08	288	96.64
子女情况	从未生育	21	0.77	2	0.64
	生育子女	2691	99.23	310	99.36

续表

个人及家庭特征		汉族（人）	百分比（%）	少数民族（人）	百分比（%）
一起居住的家庭人口数	0 人	126	4.78	25	8.09
	1 人	830	31.46	107	34.63
	2 人	1266	47.99	117	37.86
	3 人	159	6.03	26	8.41
	4 人	136	5.16	16	5.18
	>4 人	121	4.58	18	5.82
居住状况	独居	1207	45.17	120	38.71
	与配偶同住	1216	45.51	150	48.39
	与子女或孙子女同住	243	9.09	39	12.58
	其他	6	0.22	1	0.32
养老方式	居家养老	2543	97.17	302	98.37
	依托社区养老	28	1.07	1	0.33
	养老机构养老	37	1.41	2	0.65
	其他	9	0.34	2	0.65
宗教信仰	有信仰	257	9.60	62	20.06
	无信仰	2420	90.40	247	79.94
户籍类型	本市户口	2383	93.09	284	94.35
	外市户口	177	6.91	17	5.65

注：四舍五入处理，百分比相加可能不等于100%。下同。

在养老方式的选择上，汉族和少数民族老年人都以居家养老为主。其中，汉族老年人居家养老的比例略低于少数民族老年人。相比于少数民族老年人，部分汉族老年人更倾向于选择依托社区养老和养老机构养老，而少数民族老年人选择这两种养老方式的比例较低。这主要与少数民族的宗教信仰和文化传统有关，他们更倾向于居家养老的方式。

（二）不同民族老年人生活状况分析

老年人的养老状况还算不错，少数民族老年人经济状况更好。受访的老年人及其配偶大多数已经领取了离退休金、养老金。其中，少数民族老年人领取养老金的比例为85.62%，高于汉族老年人的81.58%。

相反，汉族老年人的配偶领取养老金的比例高于少数民族老年人的配偶。图6-3为老年人领取的养老金类型。从养老金的领取类型来看，少数民族老年人领取机关事业单位离退休金和城镇职工养老保险的比例高于汉族老年人。汉族老年人领取城乡居民社会养老保险和城乡低保补贴的比例更高，这说明少数民族老年人的经济状况更好。

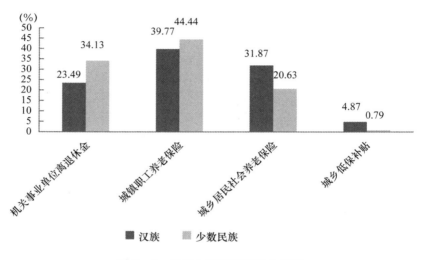

图6-3 老年人领取的养老金类型

图6-4为老年人的收支情况，可以看出无论是汉族老年人还是少数民族老年人，经济非常宽裕的数量都不多，大多数老年人收支平衡。其中，少数民族老年人经济宽裕、尚有结余和收支平衡的比例明显高于汉族老年人，而汉族老年人人不敷出的比例高于少数民族老年人，约比少数民族高5.42%。相比于少数民族老年人，汉族老年人更倾向于援助或倒贴子女。汉族老年人援助子女的比例高达94.66%，少数民族老年人援助子女的比例仅为69.49%。这也在一定程度上造成了汉族老年人收支状况的入不敷出。

老年人目前的生活照料情况比较好。如图6-5所示，老年人及其配偶日常生活中有人照料的比例高于50%，汉族老年人日常生活中有人照料的比例为57.87%，高于少数民族的51.01%。在照料人员构成上，以配偶照料为主，其次是儿子/儿媳和女儿照料。少数民族老年人

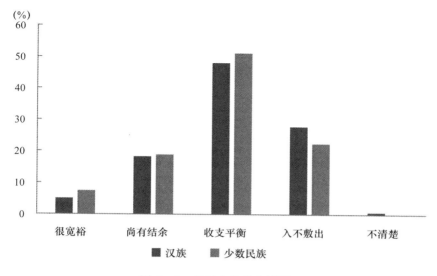

图6－4　老年人的收支情况

选择保姆和家政照料的比例低于汉族老年人，选择养老机构照料的比例
则高于汉族老年人。对于找保姆照料的老年人来说，大多数老年人没有
选择与保姆同吃同住，其中，少数民族老年人与保姆同吃同住的比例低
于汉族老年人，平均每月支付给保姆的费用大多低于1000元。

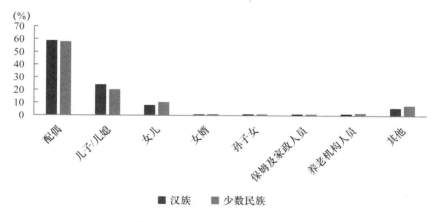

图6－5　老年人照料人员构成

如表6－2所示，少数民族老年人的居住环境比汉族老年人好。具
体来看，少数民族老年人和汉族老年人都以住楼房为主，但少数民族老

年人住楼房的比例更高，比汉族老年人高约 10 个百分点。少数民族老年人住平房和简易房的比例相对更低。且少数民族老年人居住的小区中，配套设施更完善，配备电梯、社区卫生院或诊所、门禁系统以及保安 24 小时值班的比例更高。

表 6 - 2　　　　　不同民族老年人生活娱乐和居住环境状况

生活娱乐和居住环境		汉族（人）	百分比（%）	少数民族（人）	百分比（%）
房屋类型	楼房	1085	84.77	170	94.97
	平房	189	14.77	8	4.47
	简易房	2	0.16	0	0.00
	其他	4	0.31	1	0.56
配套设施	电梯	304	23.44	51	28.02
	社区卫生院或诊所	703	53.91	112	60.87
	门禁系统	523	40.20	74	40.66
	保安 24 小时值班	716	55.08	122	66.30
用手机看新闻、视频	基本不看	219	54.07	46	46.94
	0—1（含）小时	100	24.69	29	29.59
	1—3（含）小时	69	17.04	14	14.29
	3—6（含）小时	16	3.95	7	7.14
	6 小时以上	1	0.25	2	2.04
上网玩棋牌游戏	基本不玩	315	78.16	64	64.65
	0—1（含）小时	48	11.91	19	19.19
	1—3（含）小时	35	8.68	14	14.14
	3—6（含）小时	5	1.24	2	2.02
	6 小时以上	0	0.00	0	0.00
户外活动	基本不去	65	16.05	14	14.14
	0—1（含）小时	71	17.53	20	20.20
	1—3（含）小时	203	50.12	52	52.53
	3—6（含）小时	48	11.85	11	11.11
	6 小时以上	18	4.44	2	2.02

在生活娱乐方面，少数民族老年人使用手机看新闻和视频、上网玩棋牌游戏的比例更高，在使用时间上，少数民族老年人使用手机和上网的时间也更长。与此同时，少数民族老年人进行户外活动的比例更高，且活动时间在 0—3 （含）小时的比例高于汉族老年人。相反，在户外活动的老年人中，汉族老年人活动时间超过 6 小时的比例明显高于少数民族老年人。总体来看，少数民族老年人的生活娱乐项目更丰富、时间更充足，且更具有规划性。

四　不同民族老年人健康状况和长期照护需求分析

（一）不同民族老年人健康状况分析

少数民族老年人医疗保障情况很到位。绝大多数老年人及其配偶都参加了医疗保障，其中，参加城镇职工医保的老年人比例最高，其次是新型农村合作医疗，参加商业医疗保险的老年人比例最低。老年人的配偶参加公费医疗的比例最高。大约90%的老年人或配偶上一年看病次数少于3次且大约80%老年人或配偶没有住院或者仅住院一次。老年人或配偶的住院费用小于5000元的居多，但也有10%左右的老年人住院费用超过2万元。报销后，80%以上的老年人或配偶住院费用不足5000元。生病后，老年人主要选择去药店买药或者去市级医院进行诊疗。

少数老年人的自理能力比较好。不能自理的老年人比例不足2%。但大多数老年人及其配偶都患有慢性病，其中患有高血压的比例最高，其次是心血管疾病和骨关节疾病。在进行上厕所、进食、穿衣等日常活动时，绝大多数老年人自己完全可以做，仅有小部分老年人需要帮助或完全无法做。在辅助卫生用品的使用上，假牙和老花镜的使用比例远远高于其他辅助卫生用品。老年人接受服务项目的比例不高，其中居家上门服务、文化娱乐服务和助医服务的比例相对较高，但也仅有15%左右。

（二）不同民族老年人长期照护需求状况分析

汉族与少数民族老年人对长期照护需求各有侧重，少数民族老年人对于心理抚慰、长期卧床护理、其他医疗专业护理的需求比较迫切，汉族老年人对于慢性病护理、康复护理的需求较多。老年人患病后，更希望由配偶或子女照料。相比于汉族老年人，少数民族老年人更愿意选择养老机构，因为汉族老年人比较担心费用的问题。老年人最理想的生活方式是与配偶居住或独居，其次是与子女同住和入住养老机构。生活部分不能自理时，少数民族老年人更愿意接受上门服务，而汉族老年人则更担心费用问题。多数老年人认为失能老年人长期照护费用应该由家庭和政府共同承担，政府至少应承担比例为 40%—60%，个人最多承担比例为 0—20%，且平均每月承担费用低于 1000 元。如果生活完全不能自理，由老年服务机构提供服务，大多数老年人每月最多能支付不高于1000 元的费用，其中少数民族老年人愿意支付 2000 元以上的比例明显高于汉族老年人。

汉族老年人更愿意接受政府通过保险形式提供的长期照护服务。因为少数民族老年人更希望子女照料，汉族老年人则更多考虑费用问题。多数老年人愿意每月为长期照护保险支付低于 1000 元的费用。在对完全失能老年人的长期照护方面，大多数老年人认为应该由家人提供照料，政府给予现金补贴。少数民族老年人不愿意购买商业保险公司提供的长期照护保险的比例要低于汉族老年人，不愿购买的原因主要是不相信商业保险和经济原因。

五 主要结论与启示

从老年人的基本特征来看，相比于汉族老年人，少数民族老年人的学历更高，且更倾向于有自己的宗教信仰。从老年人的生活状况来看，少数民族老年人领取离退休金、养老金的比例高于汉族老年人。同时，少数民族老年人的居住环境也更好，生活娱乐更丰富。从老年人健康状况来看，无论少数民族还是汉族老年人，日常生活自理能力都很不错，但是患有慢性病的比例都较高。两类老年人的医疗保障情况也比较到位，几乎做到了医疗保障的全面覆盖。且报销后，老年人花费在住院上的费用不算太多。

从老年人的长期照护需求来看，汉族与少数民族老年人对长期照护需求各有侧重，少数民族老年人对于心理抚慰、长期卧床护理、其他医疗专业护理的需求比较迫切，汉族老年人对于慢性病护理、康复护理的需求较多。在接受上门服务和入住养老机构等问题上，汉族老年人比少数民族老年人更在乎费用问题。在保险的选择上，汉族老年人更愿意接受政府通过保险形式提供的长期照护服务。少数民族老年人对于商业保险公司提供的长期照护保险接受程度要更高。

第七章

宗教信仰老年人的养老服务与长期照护需求

　　中国老龄化加剧，老年人口增加，国家统计局数据显示，2019 年 60 岁及以上人口占总人口的比重为 18.10%，65 岁及以上人口占总人口的比重为 12.60%，随着老年人口数量增加、寿命延长以及老年人个体技能因年龄增长而衰退，健康问题逐渐成为老年人和社会面临的主要威胁（徐勤，汤哲，2007）。"十三五"规划要求开展长期照护保险试点的地区统筹施策、做好长期照护保险补贴、经济困难失能老年人护理补贴等项目。"十四五"时期我国将逐渐步入中度老龄化社会，这一阶段我国老年人口的年龄结构相对年轻，65 岁及以上的人口增长在"十四五"时期会出现短暂放缓，养老资源需求特别是照护需求的压力不是非常的突出，但这个"暂停"十分短暂，70 岁及以上人口占 60 岁及以上全部老年人口的比重，2020 年为 39.90%，2025 年预计达 44.30%，随后一段时间的提高速度相对平缓，而到 2040 年则将大幅度提高到 55.20%。因此，必须珍惜并利用好"十四五"时期这个时间窗口，在国家战略框架下做足做好积极应对的准备（蔡昉，2020），对于老年人长期照护现状的研究具有重要的现实意义。

　　对老年人长期照护的研究在持续地进行，尤其是对失能老年人长期照护的研究（彭希哲等，2017；李强等，2015；景跃军等，2014），也有对失智老年人长期照护的研究（尹尚菁等，2012）。对老年人长期照护的对象定义在对身心功能存在障碍的老年人（Kane，1998；吴淑琼，2004），但 OECD（2005）将长期照护定义为需要日常生活活动帮助的人所需的一系列服务，主要的长期照护服务通常是辅助医疗服务的，例如创伤敷裹、疼痛管理、药物处理、剂量测定、预防、康复或者缓和医疗的服务。因此，长期照护不能局限于关注失能失智老年人，应考察不同群体老年人长期照护的需求。以往的研究，有从不同年龄阶段（黄枫等，2012；司明舒等，2018）、性别（黄枫等，2012）等角度考察老年人长期照护需求。

宗教信仰和无宗教信仰老年人因为在信仰追求、人生信条、价值观念等存在差异，会选择不同的长期照护需求。本章基于"十三五"时期内蒙古老年人家庭抽样调查数据，调查城市包括赤峰、鄂尔多斯、通辽与呼和浩特，对比无宗教信仰老年人，研究有宗教信仰老年人长期照护需求情况，并给出政策建议。主要内容包括宗教信仰老年人的基本特征、生活环境、健康状况、长期照护需求等。

一　宗教信仰老年人的基本特征

宗教信仰老年人中女性多于男性，有宗教信仰老年人的少数民族比例大于无宗教信仰的少数民族老年人比例。如表 7 - 1 所示，有宗教信仰老年人中女性占比达到 63.44%，约为男性占比的两倍，比无宗教信仰老年人女性占比高出 10 个百分点左右。有宗教信仰老年人中少数民族占 19.44%，是无宗教信仰中少数民族占比的 2 倍左右。

表 7 - 1　　　　　不同宗教信仰老年人不同群体特征

类别	群组	不同宗教信仰	
		有宗教信仰	无宗教信仰
不同性别	男性（人）	117	1224
	占比(%)	36.56	45.54
	女性（人）	203	1464
	占比(%)	63.44	54.46
	合计（人）	320	2688

续表

类别	群组	不同宗教信仰	
		有宗教信仰	无宗教信仰
不同民族	汉族（人）	257	2420
	占比（%）	80.56	90.74
	少数民族（人）	62	247
	占比（%）	19.44	9.26
	总计（人）	319	2667
有无配偶情况	有配偶（人）	203	2010
	占比（%）	64.24	75.73
	无配偶（人）	113	644
	占比（%）	35.76	24.27
	总计（人）	316	2654
失独情况	失独（人）	16	89
	占比（%）	5.56	3.55
	非失独（人）	272	2417
	占比（%）	94.44	96.45
	总计（人）	288	2506
生育子女情况	从未生育（人）	0	23
	占比（%）	0	0.85
	生育子女（人）	320	2668
	占比（%）	100	99.15
	总计（人）	320	2691
居住状况	独居（人）	144	1173
	占比（%）	45.71	44.26
	与配偶同住（人）	142	1219
	占比（%）	45.08	46.00
	与子女或孙子女同住（人）	28	251
	占比（%）	8.89	9.47
	其他（人）	1	7
	占比（%）	0.32	0.26
	总计（人）	315	2650

注：因四舍五入处理，百分比相加可能不等于100%。下同。

　　大部分有宗教信仰老年人年龄在 60（含）—80 岁，随着年龄的增加，有宗教信仰老年人占比逐渐下降。如图 7 – 1 所示，有宗教信仰老年人中年龄在 60（含）—80 岁的占比达到 83.80%，90 岁及以上老年人占比仅为 2.80%。

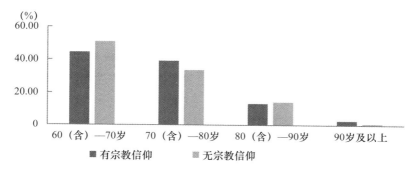

图 7 – 1　不同宗教信仰老年人年龄阶段分布情况

　　随着教育程度提高，有宗教信仰老年人占比总体呈现下降趋势。如图 7 – 2 所示，有宗教信仰老年人中，受到小学及以下教育的老年人占 40.75%，受到初中教育的老年人为 28.21%，下降近一半，受到高中教育的老年人占比仅为 15.67%。

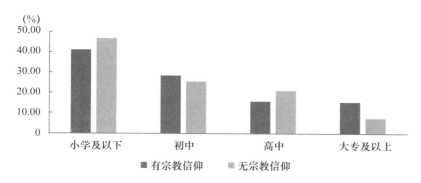

图 7 – 2　不同宗教信仰老年人教育水平分布情况

　　与无宗教信仰老年人相比，有宗教信仰老年人中有配偶老年人较多。如图 7 – 3 所示，有宗教信仰老年人中失独老年人占比为 5.56%，

但高于无宗教信仰老年人中失独老年人占比 2 个百分点。无配偶有宗教
信仰老年人占比为 35.76% , 高出无宗教信仰中无配偶老年人占比 11
个百分点。

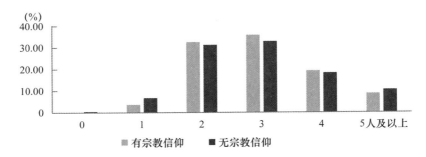

图 7 - 3　不同宗教信仰老年人生育子女数量分布情况

大多数有宗教信仰老年人一起居住的家庭人口为 1—2 人, 其中与
配偶同居的人较多。如图 7 - 4 所示, 有宗教信仰老年人中有 1 个和 2
个人一起居住的占比分别为 35.76% 、39.56% 。有宗教信仰老年人独
居占比为 45.71% , 与配偶同住占比为 45.08% 。

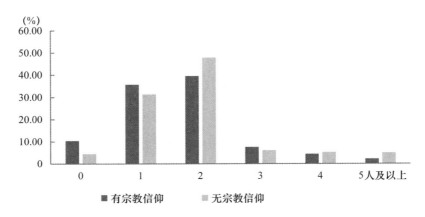

图 7 - 4　不同宗教信仰老年人一起居住的家庭人口数分布情况

调查人口中有宗教信仰老年人均生育子女, 一般有 2 个或 3 个子
女。有宗教信仰老年人中有 2—3 个子女的占比较多, 分别占比达到
32.57% 和 35.78% 。

二　收入与家庭经济状况

（一）宗教信仰老年人收入状况

大部分有宗教信仰老年人已经领取离退休金、养老金，且超过无宗教信仰老年人，退休后选择居家的养老方式。有宗教信仰老年人以领取城镇职工养老保险为主，但每月领取到的离退休金、养老金较低。如表7－2所示，有宗教信仰老年人已经领取离退休金、养老金占比达到82.17%，超过无宗教信仰老年人占比。选择居家养老的有宗教信仰老年人占比高达99.03%，只有不到1%的老年人选择依托社区、养老机构等其他养老方式。有宗教信仰老年人领取城镇职工养老保险占比达到44.26%，高于无宗教信仰老年人约4个百分点。无宗教信仰老年人领取城乡居民社会养老保险金占比达到32.34%，高于有宗教信仰老年人约13个百分点。有宗教信仰老年人每月领取到的离退休金、养老金均值为2860元/月，少于无宗教信仰老年人300元/月左右。

表7－2　　　　　　不同宗教信仰老年人养老与退休情况

类别	群组	不同宗教信仰	
		有宗教信仰	无宗教信仰
不同养老方式情况	居家养老（人）	307	2535
	占比(%)	99.03	97.54
	依托社区养老（人）	2	19
	占比(%)	0.65	0.73
	养老机构（人）	0	35
	占比(%)	0.00	1.35
	其他（人）	1	10
	占比(%)	0.32	0.38
	总计（人）	310	2599

续表

类别	群组	不同宗教信仰	
		有宗教信仰	无宗教信仰
领取离退休金/养老金情况	已经领取离退休金/养老金（人）	258	2181
	占比(%)	82.17	81.93
	没有领取离退休金/养老金（人）	56	481
	占比(%)	17.83	18.07
	总计（人）	314	2662
领取养老金类型	机关事业单位离退休金（人）	73	490
	占比(%)	29.92	23.83
	城镇职工养老保险（人）	108	813
	占比(%)	44.26	39.54
	城乡居民社会养老保险金（人）	46	665
	占比(%)	18.85	32.34
	城乡低保补贴（人）	17	88
	占比(%)	6.97	4.28
	总计（人）	244	2056
每月领取到的离退休金、养老金情况	平均值（元/月）	2860	3150
	标准差（元/月）	4599	16230
	最小值（元/月）	0	0
	最大值（元/月）	70000	70000
	总计（人）	249	1946

如图 7-5 所示，有宗教信仰老年人离退休前的职业类型为国家机关、党群组织、企业、事业单位负责人较多，占比为 37%；其次为工人，占比为 31%。

（二）宗教信仰老年人配偶收入情况

有宗教信仰老年人配偶有超过一半已经领取离退休金、养老金，但略低于无宗教信仰老年人，主要以城镇职工养老保险为主，每月领取到的离退休金、养老金低于无宗教信仰老年人配偶。如表 7-3 所示，有宗教信仰老年人配偶已领取离退休金、养老金占比达到 71.74%，低于无宗教信仰老年人配偶 2 个百分点左右。有宗教信仰老年人配偶主要以城镇职工养老保

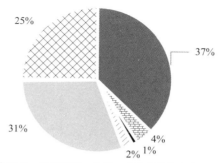

图 7 - 5　不同宗教信仰老年人离退休前的职业类型情况

险为主，占比达到 54.64%，高于无宗教信仰老年人占比约 12 个百分点。有宗教信仰老年人配偶每月领取到的离退休金、养老金均值为 2229 元/月，低于无宗教信仰老年人配偶每月领取到的离退休金、养老金。

表 7 - 3　　　　　不同宗教信仰老年人配偶养老与退休情况

养老与退休情况	群组	不同宗教信仰	
		有宗教信仰	无宗教信仰
领取离退休金/养老金情况	已经领取离退休金/养老金（人）	99	1043
	占比（%）	71.74	74.02
	没有领取离退休金/养老金（人）	39	366
	占比（%）	28.26	25.98
	总计（人）	138	1409
领取养老金类型	机关事业单位离退休金（人）	17	197
	占比（%）	17.53	19.29
	城镇职工养老保险（人）	53	428
	占比（%）	54.64	41.92
	城乡居民社会养老保险金（人）	21	360
	占比（%）	21.65	35.26
	城乡低保补贴（人）	6	36
	占比（%）	6.19	3.53
	总计（人）	97	1021

养老与退休情况	群组	不同宗教信仰	
		有宗教信仰	无宗教信仰
每月领取到的离退休金、养老金情况	平均值（元/月）	2229	2524
	标准差（元/月）	1527	2946
	最小值（元/月）	0	0
	最大值（元/月）	5000	63336
	总计（人）	97	947

注：因四舍五入处理，百分比相加可能不等于100%。

（三）宗教信仰老年人家庭经济情况

有宗教信仰老年人认为自己家庭经济状况处于中等偏下水平，与无宗教信仰老年人相比，有宗教信仰老年人居住平房较多，居住楼房较少。如表7-4所示，有宗教信仰老年人认为自己及家庭的经济情况处于收支平衡状态，占比达到47.70%，认为自己家庭经济为入不敷出的占比为27.92%，而认为自己家庭经济很宽裕的有宗教信仰老年人仅占5.30%。有宗教信仰老年人居住平房占比为23.08%，居住楼房占比为75.38%，低于无宗教信仰老年人11个百分点左右。

表7-4　　　　　　　　不同宗教信仰老年人经济情况

经济情况	群组	不同宗教信仰	
		有宗教信仰	无宗教信仰
自己及家庭的经济状况	很宽裕（人）	15	125
	占比(%)	5.30	5.23
	尚有结余（人）	52	436
	占比(%)	18.37	18.24
	收支平衡（人）	135	1158
	占比(%)	47.70	48.43
	入不敷出（人）	79	657
	占比(%)	27.92	27.48
	不清楚（人）	2	15
	占比(%)	0.71	0.63
	总计（人）	283	2391

续表

经济情况	群组	不同宗教信仰	
		有宗教信仰	无宗教信仰
居住房屋类型情况	楼房（人）	98	1145
	占比(%)	75.38	86.87
	平房（人）	30	167
	占比(%)	23.08	12.67
	简易房（人）	0	2
	占比(%)	0	0.15
	其他（人）	2	4
	占比(%)	1.54	0.30
	总计（人）	130	1318

注：因四舍五入处理，百分比相加可能不等于100%。

三　医疗费用负担与医疗保障

与无宗教信仰老年人相比，有宗教信仰老年人参加新型农村合作医疗保险较少，更倾向于参加城镇职工医疗保险。如表7-5所示，有宗教信仰老年人参加新型农村合作医疗保险占比为13.69%，低于无宗教信仰老年人约12个百分点，参加城镇职工医保占比为46.82%，低于无宗教信仰老年人约7个百分点。

表7-5　　　　　不同宗教信仰老年人参加医疗保障情况

参加医疗保障情况	群组	不同宗教信仰	
		有宗教信仰	无宗教信仰
是否参加公费医疗	否（人）	269	2423
	占比(%)	85.67	90.38
	是（人）	45	258
	占比(%)	14.33	9.62
	总计（人）	314	2681

续表

参加医疗保障情况	群组	不同宗教信仰	
		有宗教信仰	无宗教信仰
是否参加城镇 职工医保	否（人）	167	1605
	占比（%）	53.18	59.93
	是（人）	147	1073
	占比（%）	46.82	40.07
	总计（人）	314	2678
是否参加城镇 居民医保	否（人）	245	2140
	占比（%）	78.03	79.91
	是（人）	69	538
	占比（%）	21.97	20.09
	总计（人）	314	2678
是否参加新型农村 合作医疗保险	否（人）	271	1984
	占比（%）	86.31	74.09
	是（人）	43	694
	占比（%）	13.69	25.91
	总计（人）	314	2678
是否参加商业 医疗保险	否（人）	313	2675
	占比（%）	99.68	99.93
	是（人）	1	2
	占比（%）	0.32	0.07
	总计（人）	314	2677

有宗教信仰老年人去医院次数多于无宗教信仰老年人，随着去医院次数的增加，有宗教信仰老年人占比逐渐下降，有宗教信仰老年人配偶占比下降。如图7-6所示，上一年没有去医院或诊所的有宗教信仰老年人占比为45.58%，上一年去医院或诊所1—3次的有宗教信仰老年人占比为42.18%，有所下降，去医院或诊所7—9次的占比仅为1.36%。根据统计数据显示，有超过一半的有宗教信仰老年人配偶上一年没有去过医院或诊所，占比达到52.94%，去医院或者诊所1—3次的占比为

37.50%，下降超过 15 个百分点，去医院或者诊所 7—9 次的占比不到 1%。

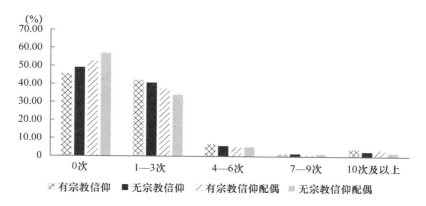

图 7 - 6　不同宗教信仰老年人与配偶上一年一共去医院或诊所的次数情况

四　生活环境与健康状况

（一）生活环境与质量

有宗教信仰老年人居住社区有提供养老服务、卫生院或诊所的较少，但居住的小区有保安 24 小时值班的较多。如表 7 - 6 所示，有宗教信仰老年人居住社区有提供养老服务的占 14.11%，少于无宗教信仰老年人 2 个百分点左右，没有提供养老服务的占 65.20%。有宗教信仰老年人居住的小区有社区卫生院或诊所的占 53.91%，少于无宗教信仰老年人占比。有宗教信仰老年人居住的小区有保安 24 小时值班的占 55.47%。

一半有宗教信仰老年人和配偶日常生活能够获得照顾，主要是由配偶或儿子/儿媳照顾，寻找保姆照护主要通过社区服务中心，与保姆住家照料、同吃同住的有宗教信仰老年人较少。如表 7 - 6、图 7 - 7、图 7 - 8 所示，有宗教信仰老年人和配偶日常生活能够获得照顾，占比达到 54.02%，但少于无宗教信仰老年人和配偶 3 个百分点左右。由配偶照料有宗教信仰老年人占比达到 63.68%，由儿子/儿媳照顾占比为 24.74%。有宗教信仰老年人通过社区服务中心找到保姆照护占比达到

36.11%，高出无宗教信仰老年人13个百分点左右。有宗教信仰老年人与保姆住家照料、同吃同住占比为22.12%，少于无宗教信仰老年人约8个百分点。

表7-6　　　　　　　　不同宗教信仰老年人生活状况

生活状况	群组	不同宗教信仰	
		有宗教信仰	无宗教信仰
社区是否提供养老服务	有提供养老服务（人）	45	441
	占比(%)	14.11	16.55
	没有提供养老服务（人）	208	1833
	占比(%)	65.20	68.78
	不清楚（人）	66	391
	占比(%)	20.69	14.67
	总计（人）	319	2665
老年人和配偶日常生活是否有人照顾	有（人）	121	1286
	占比(%)	54.02	57.41
	无（人）	103	954
	占比(%)	45.98	42.59
	总计（人）	224	2240
老年人保姆是否住家照料、同吃同住	是（人）	23	299
	占比(%)	22.12	29.87
	否（人）	81	702
	占比(%)	77.88	70.13
	总计（人）	104	1001
老年人平均每月支付保姆费用	平均值（元/月）	699	582
	标准差（元/月）	828	872
	最小值（元/月）	0	0
	最大值（元/月）	3000	4000
	总计（人）	55	656

续表

生活状况	群组	不同宗教信仰	
		有宗教信仰	无宗教信仰
老年人居住的小区是否有社区卫生院或诊所	有（人）	69	744
	占比(%)	53.91	55.11
	无（人）	59	606
	占比(%)	46.09	44.89
	总计（人）	128	1350
老年人居住的小区是否有保安24小时值班	有（人）	71	762
	占比(%)	55.47	56.57
	无（人）	57	585
	占比(%)	44.53	43.43
	总计（人）	128	1347

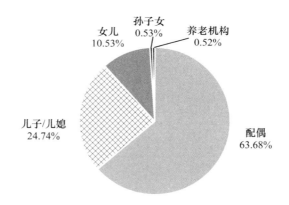

图7-7　有宗教信仰老年人最主要由谁来照顾分布情况

（二）健康状况

大部分有宗教信仰老年人有自理能力，但患有慢性病的有宗教信仰老年人较多，超过无宗教信仰老年人，有宗教信仰老年人视力较弱，有宗教信仰老年人配偶日常生活自理能力较弱，患有慢性病的有宗教信仰老年人配偶占比多于无宗教信仰老年人配偶。如表7-7、表7-8所示，有宗教信仰老年人有自理能力占比达到90%以上，完全不能自理老年人占比仅有1.95%。患有慢性病的有宗教信仰老年人较多，占比

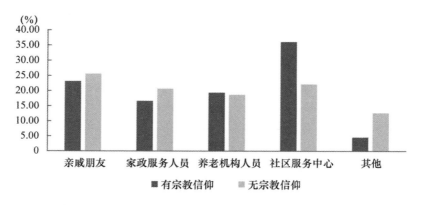

图7-8 不同宗教信仰老年人通过哪个渠道找到保姆照护

达到81.94%，超出无宗教信仰老年人约6个百分点。能自理的有宗教信仰老年人配偶占比达到92%左右，不能自理占比为3.87%。患有慢性病的有宗教信仰老年人配偶占比达到74.32%，高出无宗教信仰老年人约5个百分点。无慢性病的有宗教信仰老年人配偶仅为25.00%，少于无宗教信仰老年人约5个百分点。

表7-7 不同宗教信仰老年人目前日常生活自理能力情况与慢性病情况

群组		不同宗教信仰	
		有宗教信仰	无宗教信仰
日常生活自理能力情况	身体健康，还可以帮助别人（人）	128	982
	占比（%）	41.69	37.42
	能自理（人）	158	1477
	占比（%）	51.47	56.29
	部分自理（人）	15	128
	占比（%）	4.89	4.88
	不能自理（人）	6	37
	占比（%）	1.95	1.41
	总计（人）	307	2624

群组		不同宗教信仰	
		有宗教信仰	无宗教信仰
患慢性病情况	有慢性病（人）	236	1876
	占比(%)	81.94	76.01
	无慢性病（人）	52	592
	占比(%)	18.06	23.99
	总计（人）	288	2468

表7-8　不同宗教信仰老年人配偶目前日常生活自理能力情况与慢性病情况

群组		不同宗教信仰	
		有宗教信仰	无宗教信仰
目前日常生活自理能力情况	身体健康，还可以帮助别人（人）	63	663
	占比(%)	40.65	37.04
	能自理（人）	81	1011
	占比(%)	52.26	56.48
	部分自理（人）	5	77
	占比(%)	3.23	4.30
	不能自理（人）	6	39
	占比(%)	3.87	2.18
	总计（人）	155	1790
患慢性病情况	有慢性病（人）	110	1211
	占比(%)	74.32	69.28
	无慢性病（人）	37	531
	占比(%)	25.00	30.38
	总计（人）	1	6

五　宗教信仰老年人长期照护需求与意愿

（一）宗教信仰老年人长期照护需求现状

如表7-9所示，有一半以上老年人没有考虑过对长期照护的需求，缺乏对长期照护的认知。与无宗教信仰老年人相比，有宗教信仰老年人对长期照护需求较多，包括生活照料需求、心理抚慰需求、慢性病护理需求、康复护理需求、长期卧床护理需求以及其他医疗专业护理需求，其中对慢性病护理需求最多。但是有宗教信仰老年人长期照护需求的获得性不高，低于无宗教信仰老年人。根据统计数据显示，有宗教信仰老年人中，有慢性病护理需求的占19.93%，高于无宗教信仰老年人，但已获得生活照料需求的老年人较少，仅有1.58%。

表7-9 不同宗教信仰老年人长期照护需求情况

长期照护需求情况	群组	不同宗教信仰	
		有宗教信仰	无宗教信仰
生活照料需求	没有考虑过（人）	164	1423
	占比（%）	51.74	53.88
	不需要（人）	92	821
	占比（%）	29.02	31.09
	需要并已获得（人）	7	72
	占比（%）	2.21	2.73
	需要但未获得（人）	54	325
	占比（%）	17.03	12.31
	总计（人）	317	2641
心理抚慰需求	没有考虑过（人）	161	1388
	占比（%）	50.95	52.72
	不需要（人）	99	898
	占比（%）	31.33	34.11
	需要并已获得（人）	7	60
	占比（%）	2.22	2.28
	需要但未获得（人）	49	287
	占比（%）	15.51	10.90
	总计（人）	316	2633

续表

长期照护需求情况	群组	不同宗教信仰	
		有宗教信仰	无宗教信仰
慢性病护理需求	没有考虑过（人）	163	1403
	占比(%)	51.58	53.10
	不需要（人）	90	858
	占比(%)	28.48	32.48
	需要并已获得（人）	5	59
	占比(%)	1.58	2.23
	需要但未获得（人）	58	322
	占比(%)	18.35	12.19
	总计（人）	316	2642
康复护理需求	没有考虑过（人）	161	1394
	占比(%)	50.95	52.82
	不需要（人）	96	890
	占比(%)	30.38	33.72
	需要并已获得（人）	4	45
	占比(%)	1.27	1.71
	需要但未获得（人）	55	310
	占比(%)	17.41	11.75
	总计（人）	316	2639
长期卧床护理需求	没有考虑过（人）	163	1424
	占比(%)	51.58	54.02
	不需要（人）	92	886
	占比(%)	29.11	33.61
	需要并已获得（人）	4	37
	占比(%)	1.27	1.40
	需要但未获得（人）	57	289
	占比(%)	18.04	10.96
	总计（人）	316	2636

长期照护需求情况	群组	不同宗教信仰	
		有宗教信仰	无宗教信仰
其他医疗专业护理需求	没有考虑过（人）	164	1403
	占比(%)	52.06	53.33
	不需要（人）	94	881
	占比(%)	29.84	33.49
	需要并已获得（人）	3	41
	占比(%)	0.95	1.56
	需要但未获得（人）	54	306
	占比(%)	17.14	11.63
	总计（人）	315	2631

（二）宗教信仰老年人选择养老服务机构情况

如表7-10、图7-9所示，宗教信仰老年人与子女均不愿意选择让老年人入住养老服务机构，子女的意愿更弱，不愿意的最主要原因是不愿意离开自己的家，但与无宗教信仰老年人相比，有宗教信仰老年人愿意在养老机构上的花费较多。根据调查数据显示，有宗教信仰老年人愿意选择养老机构的占比为31.97%，子女愿意老年人入住养老服务机构的占比仅有14.49%，低于无宗教信仰老年人子女。有宗教信仰老年人不愿意选择养老机构的主要原因为不愿意离开自己的家与养老机构收费太高，占比均为29%左右。有宗教信仰老年人每月最多支付在养老机构的均值为1376元，高出无宗教信仰老年人。

表7-10　　　　　不同宗教信仰老年人选择养老机构情况

选择养老机构情况	群组	不同宗教信仰	
		有宗教信仰	无宗教信仰
是否愿意选择养老机构	愿意（人）	102	843
	占比(%)	31.97	31.61
	不愿意或不完全自愿（人）	119	886
	占比(%)	37.30	33.22
	没有想过（人）	98	938
	占比(%)	30.72	35.17
	总计（人）	319	2667

续表

选择养老机构情况	群组	不同宗教信仰	
		有宗教信仰	无宗教信仰
子女是否愿意老年人入住老年服务机构	不愿意（人）	107	835
	占比(%)	37.81	36.19
	愿意（人）	41	395
	占比(%)	14.49	17.12
	未知（人）	135	1077
	占比(%)	47.70	46.68
	总计（人）	283	2307
每月最多支付多少在养老服务机构情况	平均值（元/月）	1376	990
	标准差（元/月）	1340	1168
	最小值（元/月）	0	0
	最大值（元/月）	10000	20000
	总计（人）	150	1277

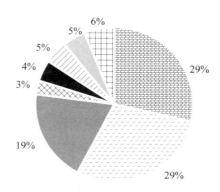

不愿意离开自己的家　收费太高　依靠子女　怕家人面对舆论压力
子女不赞成　养老服务机构水平低　缺乏安全感　其他

图 7 – 9　宗教信仰老年人不愿意选择养老机构的主要原因

（三）生活部分不能自理宗教信仰老年人接受上门服务情况

如表 7 - 11、图 7 - 10 所示，有宗教信仰老年人在生活部分不能自理时，愿意接受提供上门服务的较少，不愿意接受的主要原因是担心价格太高，愿意去社区或养老机构接受日间照料较多。根据统计数据显示，有宗教信仰老年人在生活部分不能自理时，愿意接受提供上门提供服务占比为 46.98%，低于无宗教信仰老年人约 4 个百分点，不愿意接受提供上门服务的主要原因为担心价格太高，占比为 56%。愿意去社区或养老机构接受日间照料的有宗教信仰老年人占比为 60.13%，高于无宗教信仰老年人 2 个百分点左右。

表 7-11　　　　　　　　不同宗教信仰老年人接受上门服务情况

上门服务情况	群组	不同宗教信仰	
		有宗教信仰	无宗教信仰
是否愿意接受提供上门服务	愿意接受提供上门服务（人）	148	1372
	占比(%)	46.98	51.64
	不愿意接受上门服务（人）	81	681
	占比(%)	25.71	25.63
	不确定（人）	86	604
	占比(%)	27.30	22.73
	总计（人）	315	2657
是否愿意去社区或养老机构接受日间照料	愿意接受日间照料（人）	190	1525
	占比(%)	60.13	57.72
	不愿意接受日间照料（人）	52	512
	占比(%)	16.46	19.38
	不确定（人）	74	605
	占比(%)	23.42	22.90
	总计（人）	316	2642

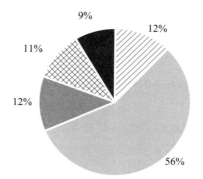

◢ 担心安全问题　■ 担心价格太高　■ 担心子女不同意　◇ 担心服务质量不好　■ 其他

图 7-10　宗教信仰老年人不愿意接受上门服务的主要原因

六　宗教信仰老年人参加长期照护保险的认知

（一）宗教信仰老年人参加政府提供长期照护服务保险情况

有一半有宗教信仰老年人愿意政府通过保险方式为其提供长期照护服务，不愿意的主要原因是担心经济上无法承受，但有宗教信仰老年人参加长期照护保险愿意支付的费用较高，而且大部分有宗教信仰老年人认为政府的长期照护保险应该对不论年龄的所有完全失能的人负责。

如表 7 - 12、表 7 - 13 所示，有宗教信仰老年人愿意政府通过保险方式为其提供长期照护服务的占 55.52%，少于无宗教信仰老年人约 5 个百分点；有宗教信仰老年人不愿意的占 24.29%，高于无宗教信仰老年人约 4 个百分点。有约一半老年人是因为经济上无法承受而不愿意政府通过保险方式为其提供长期照护服务，将近无宗教信仰老年人的 2 倍。有宗教信仰老年人参加长期照护保险每月愿意支付的费用均值为 778 元，高于无宗教信仰老年人。有宗教信仰老年人认为政府的长期照护保险应该对不论年龄，所有完全失能的人负责，占比达到 45.51%，高于无宗教信仰老年人约 4 个百分点。有宗教信仰老年人认为完全失能老年人长期照护费用由家人提供照顾，政府给予现金补贴的占比最高，达到 39%；其次是与失能老年人相关的所有费用，占比达到 26%。

表 7 - 12　不同宗教信仰老年人参加政府长期照护保险的认知情况

认知情况	群组	不同宗教信仰	
		有宗教信仰	无宗教信仰
是否愿意政府通过保险方式提供长期照护服务	愿意政府提供长期照护（人）	176	1615
	占比(%)	55.52	60.58
	不愿意政府提供长期照护（人）	77	552
	占比(%)	24.29	20.71
	不清楚（人）	64	499
	占比(%)	20.19	18.72
	总计（人）	317	2666

续表

认知情况	群组	不同宗教信仰	
		有宗教信仰	无宗教信仰
不愿意政府通过保险方式提供长期照护服务的最主要的原因	经济上无法承受（人）	26	138
	占比（%）	44.83	27.27
	还是更指望子女照料（人）	15	136
	占比（%）	25.86	26.88
	对政策不了解（人）	17	212
	占比（%）	29.31	41.90
	其他（人）	0	20
	占比（%）	0	3.95
	总计（人）	58	506
参加长期照护保险愿意每个月支付的费用	平均值（元/月）	778	649
	标准差（元/月）	812	877
	最小值（元/月）	0	0
	最大值（元/月）	3000	10000
	总计（人）	110	946
认为政府的长期照护保险应该对哪类社会群体负责	完全失智并失能老年人（人）	61	728
	占比（%）	20.27	29.34
	完全失能老年人（人）	26	312
	占比（%）	8.64	12.58
	部分失能老年人（人）	77	419
	占比（%）	25.58	16.89
	不论年龄，所有完全失能的人（人）	137	1022
	占比（%）	45.51	41.19
	总计（人）	301	2481

（二）宗教信仰老年人参加商业长期照护服务保险情况

有宗教信仰老年人愿意购买商业保险公司提供的长期照护保险较少，不愿意购买商业保险公司提供的长期照护保险的主要原因一方面是经济上无法接受，另一方面是不信任商业保险，倾向于选择现金补偿的护理保险产品的保障形式。老年人倾向日间照料中心提供服务的费用能够由社会保险支付，如图7-11所示。

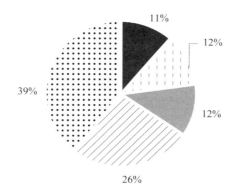

■ 向居家老人提供的专业人员上门服务的费用　　·由日间照料中心提供服务的费用

▨ 入住老年服务机构的费用　　　　　　　　　∕与失能老人相关的所有费用

⁚ 由家人提供照顾，政府给予现金补贴

**图7－11　有宗教信仰老年人认为哪些完全失能老年人
长期照护费用应由社会保险支付情况**

如表7－13、图7－12所示，有宗教信仰老年人愿意购买商业保险公司提供的长期照护保险的占14.29%，少于无宗教信仰约4个百分点；不愿意购买占比为67.94%，高于无宗教信仰老年人约4个百分点。有宗教信仰老年人不愿意购买商业保险公司提供的长期照护保险主要原因为经济上无法承受的占43%，不信任商业保险的占44%。如果购买保险公司的护理保险产品，有宗教信仰老年人最喜欢现金补偿的保障形式，占比为43.61%；其次选择现金为主＋服务为辅的保障形式，占比为25.55%。

表7－13　　不同宗教信仰老年人参加商业长期照护服务保险情况

群组		不同宗教信仰	
		有宗教信仰	无宗教信仰
是否愿意购买商业保险公司提供长期照护保险	愿意购买（人）	45	491
	占比(%)	14.29	18.49
	不愿意购买（人）	214	1692
	占比(%)	67.94	63.73
	不清楚（人）	56	472
	占比(%)	17.78	17.78
	总计（人）	315	2655

续表

群组		不同宗教信仰	
		有宗教信仰	无宗教信仰
最喜欢的护理保险产品的保障形式	现金补偿（人）	99	936
	占比(%)	43.61	43.90
	提供照护服务的实物补偿方式（人）	25	237
	占比(%)	11.01	11.12
	现金为主＋服务为辅（人）	58	526
	占比(%)	25.55	24.67
	服务为主＋现金为辅（人）	45	433
	占比(%)	19.82	20.31
	总计（人）	227	2132

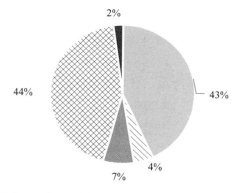

■ 经济上无法承受　＼自己有积蓄　■ 由子女赡养　◇ 不信任商业保险　■ 其他

**图 7 – 12　有宗教信仰老年人不愿意购买商业保险公司
提供长期照护保险原因情况**

七　主要结论与启示

　　宗教信仰老年人中女性、少数民族居多。大部分有宗教信仰老年人年龄在 60（含）—80 岁，随着年龄的增加，教育水平提高，有宗教信仰老年人占比逐渐下降。大多数有宗教信仰老年人一起居住的家庭人口为 1—2 人，其中与配偶同居的人较多，家庭中一般有 2 个或 3 个子女。与无宗教信仰老年人相比，有宗教信仰老年人中有配偶老年人较多。

　　宗教信仰老年人家庭经济状况较差，大部分有宗教信仰老年人与配偶已经领取离退休金、养老金，且超过无宗教信仰老年人，以领取城镇职工养老保险为主，但每月领取到的离退休金、养老金低于无宗教信仰老年人，认为自己家庭经济状况处于中等偏下水平，与无宗教信仰老年人相比，有宗教信仰老年人居住平房较多，居住楼房较少。宗教信仰老年人生活社区照料环境较差，有宗教信仰老年人居住社区有提供养老服务、卫生院或诊所的较少，一半以上有宗教信仰老年人与配偶获得的照顾来自配偶或儿子/儿媳。

　　宗教信仰老年人与配偶健康水平较低，大部分有宗教信仰老年人有自理能力，但患有慢性病的有宗教信仰老年人较多，超过无宗教信仰老年人，过去一年去医院次数多于无宗教信仰老年人，有宗教信仰老年人配偶日常生活自理能力较弱，患有慢性病的有宗教信仰老年人配偶占比多于无宗教信仰老年人配偶。

　　宗教信仰老年人缺乏对长期照护需求的认知，但是与无宗教信仰老年人相比，有宗教信仰老年人对长期照护需求较多，包括生活照料需求、心理抚慰需求、慢性病护理需求、康复护理需求以及其他医疗专业护理需求，其中对慢性病护理需求最多。宗教信仰老年人选择养老服务机构的意愿较低，子女的意愿更弱，不愿意的最主要原因是不愿意离开自己的家，但在生活部分不能自理的时候，选择去社区或养老机构的意愿加强，与无宗教信仰老年人相比，有宗教信仰老年人愿意在养老机构上的花费较多。相比较购买商业保险公司提供的长期照护保险，宗教信仰老年人更愿意政府通过保险方式为其提供长期照护服务，不愿意的主要原因是担心经济上无法承受，而且大部分有宗教信仰老年人认为政府的长期照护保险应该不论年龄，对所有完全失能的人负责。

　　与无宗教信仰老年人相比，有宗教信仰老年人对长期照护需求的意识不强，但健康水平不高，需要长期照护，政府应该加强对长期照护知识的普及。有长期照料需求的老年人，因为经济无法支撑、社区无法提供等原因，长期照料需求的获得率较低，政府应该加强长期照护的基础设施建设，降低老年人长期照护的经济压力，主动承担起老年人长期照护的责任，结合宗教信仰老年人的文化价值理念，健全相应的政策。

第 八 章

丧偶老年人生活状况与长期照护需求

一 丧偶老年人的基本特征

（一）个人基本特征

丧偶老年人和非丧偶老年人的个人特征存在相似之处。比如，第一，虽然处于民族地区，但两类老年人的民族绝大多数都是汉族。第二，85% 以上的老年人都没有宗教信仰。第三，两类老年人中都有六成左右是本市非农业户口。

除了上述相似之处，丧偶老年人和非丧偶老年人之间也存在许多差异。第一，丧偶老年人中女性占比显著高于非丧偶老年人，丧偶老年人中女性比例比非丧偶老年人高出约 1.66 倍。与此相关，丧偶老年人平均年龄也比非丧偶老年人高出 5 岁左右，特别地，丧偶老年人 80 岁及以上比例是非丧偶老年人的 3.3 倍左右。以上两个特征是符合常识的，女性年龄预期高于男性。第二，丧偶老年人的文化程度较非丧偶老年人更低。第三，丧偶老年人的失独比例也远远高于非丧偶老年人，丧偶老年人中失独比例为 11.5% 左右，而非丧偶老年人失独比例仅为 1.4%。第四，丧偶老年人平均生育 3.4 个孩子，较非丧偶老年人平均生育 2.8 个孩子，平均生育数高出 0.6 个，但丧偶老年人和非丧偶老年人生育子女的性别比都较为平衡，基本达到 1:1。第五，丧偶老年人由于没有配偶的陪伴，相较于非丧偶老年人更多处于独居状态。

从年龄差异来看，如图 8-1 所示，丧偶老年人在三个年龄阶段分布较为平均，而非丧偶老年人主要集中在 60（含）—70 岁这个年龄阶段，

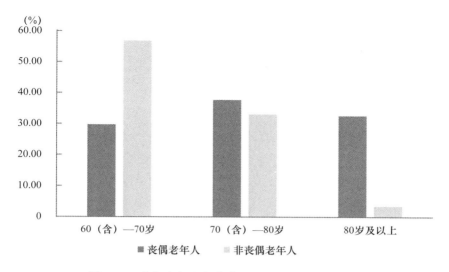

图 8 - 1　丧偶老年人和非丧偶老年人年龄分布差异

而 80 岁及以上的非丧偶老年人占比不到 4% ，与丧偶老年人差距巨大。

从文化程度差异来看，丧偶老年人文化程度较低。丧偶老年人中，文盲率显著高于非丧偶老年人，而高中及以上教育水平又低于非丧偶老年人。从图 8 - 2 可以看出，丧偶老年人比例随着教育水平的提高而逐级下降，与此相反，非丧偶老年人比例随教育水平提高逐级提高。

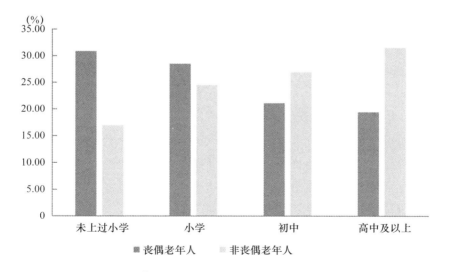

图 8 - 2　丧偶老年人和非丧偶老年人教育水平差异

从子女生育状况看，如图 8 - 3 所示，丧偶老年人和非丧偶老年人生育子女数主要集中在 2—4 个，而丧偶老年人生育 4 个子女的数量显著高于非丧偶老年人，丧偶老年人生育子女的平均数高于非丧偶老年人 0.6 个。

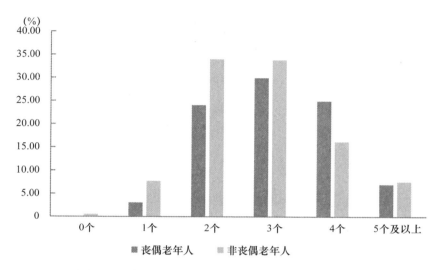

图 8 - 3　丧偶老年人和非丧偶老年人生育子女数差异

从居住状况看，如图 8 - 4 所示，超过七成的丧偶老年人处于独居状态，而非丧偶老年人更多选择与配偶同住。同时，通过观察丧偶老年人与非丧偶老年人居住状况之间的差异发现，当老年人的配偶去世之后，与配偶同住的老年人居住方式主要倾向独居或与子女或孙子女居住，但选择独居的老年人更多。

（二）个人经济状况

丧偶老年人的经济来源主要是个人的退休金、养老金以及子女或孙子女的经济支持，而非丧偶老年人由于配偶健在，则经济来源较丧偶老年人多一项配偶的退休金及养老金。

从退休金和养老金领取率来看，如表 8 - 1 所示，丧偶老年人中有80.74%正在领取退休金、养老金，非丧偶老年人中有 82.38% 正在领取退休金、养老金，两者差距不大，说明我国养老金和退休金覆盖率达到较高水平，但还有进一步扩大的空间。

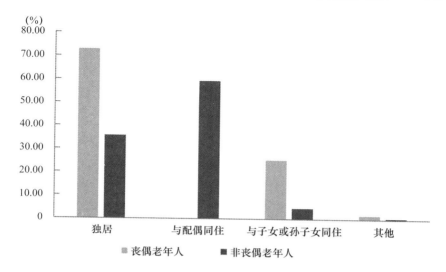

图8-4　丧偶老年人和非丧偶老年人居住状况差异

表8-1　　丧偶老年人和非丧偶老年人的养老金和退休金覆盖情况　　单位:%

是否领取退休金、养老金	丧偶老年人	非丧偶老年人
是	80.74	82.38
否	19.26	17.62

注：因四舍五入处理，百分比相加可能不等于100%。下同。

从养老金和退休金类型来看，如表8-2所示，非丧偶老年人领取城镇职工养老保险的比例较丧偶老年人高5个百分点左右，而城乡居民社会养老保险的比例则比丧偶老年人低4个百分点左右。另外，丧偶老年人领取城乡低保补贴的比例高于非丧偶老年人。

表8-2　　　　丧偶老年人和非丧偶老年人的养老保障类型　　单位:%

退休金、养老金类型	丧偶老年人	非丧偶老年人
机关事业单位离退休金	22.03	25.22
城镇职工养老保险	35.82	41.20
城乡居民社会养老保险金	34.10	29.98
城乡低保补贴	8.05	3.60

从养老金和退休金金额来看，非丧偶老年人退休金和养老金水平比丧偶老年人高，非丧偶老年人养老金和退休金平均金额为2649元，而丧偶老年人退休金和养老金平均金额为2412元，非丧偶老年人比丧偶老年人高237元。此外，丧偶老年人退休金和养老金金额主要分布在1000—2000（含）元，而非丧偶老年人退休金和养老金金额则主要分布在2000—3000（含）元。

同时，非丧偶老年人的经济来源还包括配偶的退休金和养老金。如图8-5所示，非丧偶老年人配偶领取养老金和退休金的比例也在80%左右；配偶养老金和退休金类型主要是城镇职工养老保险，占比达到45%左右；其次城乡居民社会养老保险的比例也达到29%左右。最主要的是，非丧偶老年人配偶的养老金和退休金平均金额达到2511元。

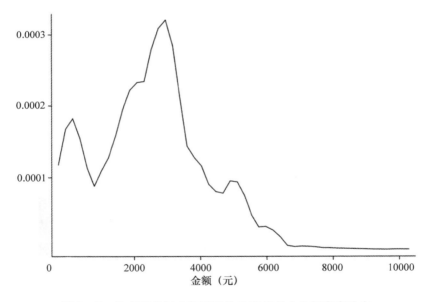

图8-5　非丧偶老年人配偶退休金和养老金金额密度分布

从老年人另一大经济来源——子女或孙子女的经济支持来看，60%丧偶老年人的子女或孙子女不向其提供经济上的支持，包括现金和实物，64%左右的非丧偶老年人的子女或孙子女也不向其提供经济支持。从经济支持金额上来看，两类老年人从晚辈那里获取的平均支持金额也十分相近，都在5700元左右，金额分布也十分相似。

综上，从两类老年人的个人经济状况来看，非丧偶老年人经济状况要好于丧偶老年人。主要表现在：第一，丧偶老年人的退休金和养老金较非丧偶老年人低237元；第二，非丧偶老年人较丧偶老年人多了一项配偶退休金和养老金收入。总的来说，虽然两类老年人从晚辈那里获取的经济支持情况相似，但丧偶老年人由于退休金和养老金金额以及配偶养老金和退休金与非丧偶老年人之间的差距，丧偶老年人的个人经济状况显然比非丧偶老年人差。

（三）丧偶老年人的家庭经济状况

从两类老年人的家庭经济状况来看，如图8-6所示，丧偶老年人的家庭经济状况比非丧偶老年人更差。大多数丧偶老年人和非丧偶老年人都认为自己的家庭经济处于收支平衡的状况，也就是认为自己家庭的经济状况刚刚能满足所有家庭成员的日常开销而没有剩余资金来满足其他方面的支出。但丧偶老年人中有超过36%认为自己的家庭经济状况很不好，即入不敷出，家庭收入不能满足日常所需，这一指标较非丧偶老年人高10个百分点左右。与此相对应的，认为自己家庭经济状况尚有结余以及很宽裕的非丧偶老年人的比例较丧偶老年人高10个百分点左右，说明丧偶老年人的家庭经济状况相较于非丧偶老年人而言更差。

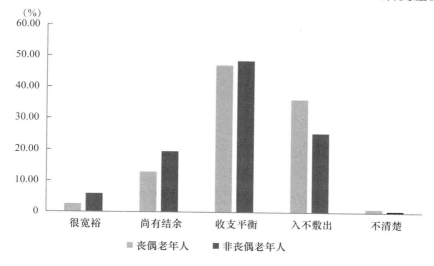

图8-6 丧偶老年人和非丧偶老年人家庭经济状况差异

二 丧偶老年人的生活状况

（一）丧偶老年人生活照料现状

从老年人日常生活照料来看，如图8-7、图8-8所示，虽然有

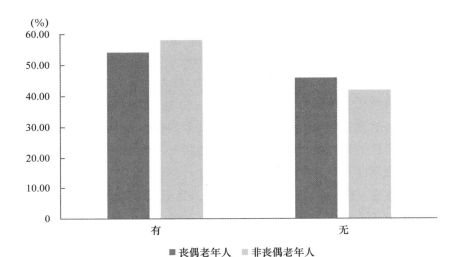

图8-7 丧偶老年人和非丧偶老年人有无人照料

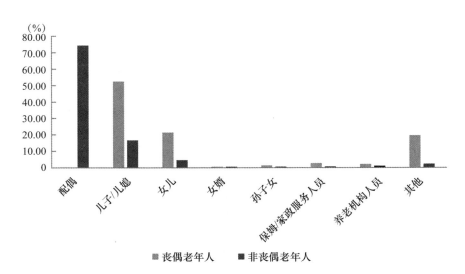

图8-8 丧偶老年人和非丧偶老年人主要照料人

50%以上的老年人日常生活有人照料,但还剩下一小半的老年人处于无人照料的状态。丧偶老年人中,大部分由儿子/儿媳或女儿照料,其中选择让儿子/儿媳照料的比例远高于女儿,这是符合中国传统"养儿防老"思想的。但当老年人配偶在世时,老年人主要依靠配偶照料。除此之外,不论丧偶还是非丧偶老年人,基本都没有选择由专业养老照护者照料。

如图 8-9 所示,绝大部分老年人对目前的日常生活是满意的,但丧偶老年人非常满意的比例高于非丧偶老年人。从照护人来看,丧偶老年人主要是子女照护,非丧偶老年人主要是配偶照护,满意度说明子女照料的满意度高于配偶照料的满意度。

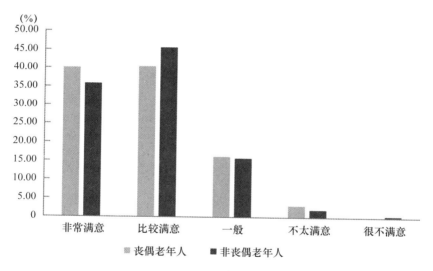

图 8-9　丧偶老年人和非丧偶老年人生活照料满意度

(二) 丧偶老年人的健康状况

从老年人自理能力来看,不论是丧偶老年人还是非丧偶老年人,其自理能力都比较好,有超过89%的丧偶老年人认为自己能够自理甚至身体健康,更有超过95%的非丧偶老年人认为自己能够自理甚至身体健康。但由图 8-10 可以看出,虽然两类老年人生活自理状况较好,但丧偶老年人的生活自理能力比非丧偶老年人差。丧偶老年人认为自己身体健康并且还能帮助其他人的比例比非丧偶老年人低了 10 个百分点以上,充分说明丧偶老年人的生活自理能力虽然较好,但健康水平较低。

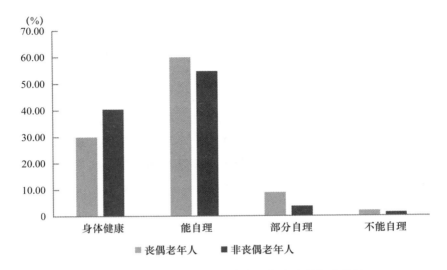

图 8 - 10　丧偶老年人和非丧偶老年人自理能力差异

如表 8 - 3 所示，丧偶老年人健康水平较低通过老年人慢性病体现出来。虽然丧偶老年人和非丧偶老年人患有慢性病的比例都很高，但丧偶老年人患有慢性病的比例超过 80%，比非丧偶老年人患病率高出约 5 个百分点。

表 8 - 3　　　丧偶老年人和非丧偶老年人患有慢性病的情况　　　单位:%

是否患有慢性病	丧偶老年人	非丧偶老年人
是	80.31	75.41
否	19.69	24.59

从两类老年人患慢性病的类型来看，如图 8 - 11 所示，不论是丧偶老年人还是非丧偶老年人，高血压、心血管疾病以及骨关节疾病都是上述两类老年人患有比例最高的慢性病。并且患有慢性病的丧偶老年人的比例都略高于非丧偶老年人。

从上述分析了解到，不论是丧偶老年人还是非丧偶老年人，其日常生活自理能力都比较不错，但丧偶老年人健康状况比非丧偶老年人差。

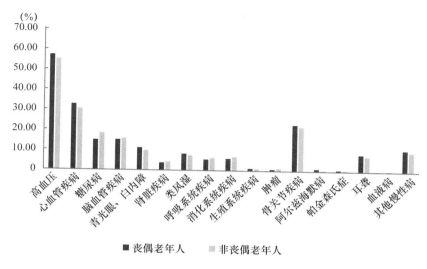

图 8 – 11　丧偶老年人与非丧偶老年人慢性病差异

注：心血管疾病中不包括高血压。

这种特点也体现在两类老年人在日常事件的处理能力中，超过 80% 的丧偶老年人能够完全自己处理日常事务，非丧偶老年人中更是有超过 90% 的老年人可以完全自己处理日常事务。但非丧偶老年人能够完全处理日常事件的比例比丧偶老年人平均高出 6 个百分点左右。其中，搭乘公共交通、日常购物、洗衣服等非丧偶老年人可以完全自己做的比例更是比丧偶老年人高出 8—10 个百分点。从这些差距较大的日常事件处理能力可以看出，当日常事件活动范围在自己家中并且不需要太多体力时，丧偶老年人可以自己完成的比例较大；但当活动范围扩大到户外，包括搭乘公交车和日常购物时，丧偶老年人就显得不那么轻松。同时，需要更多体力的日常事件，比如洗衣服、做家务，丧偶老年人能够自己完成的比例也比较小，具体见图 8 – 12。

　　不论是丧偶老年人还是非丧偶老年人，他们的生活自理能力都比较不错，因此对于生活辅助用品的需求不是很大。但两类老年人对于假牙和老花镜的需求较大，不同的是丧偶老年人使用假牙的比例比非丧偶老年人高 7 个百分点左右，而非丧偶老年人使用老花镜的比例比丧偶老年人高 6 个百分点左右。其次，丧偶老年人中有 10% 以上的老年人在使用拐杖，但使用拐杖的非丧偶老年人只有 5% 左右，具体见图 8 – 13。

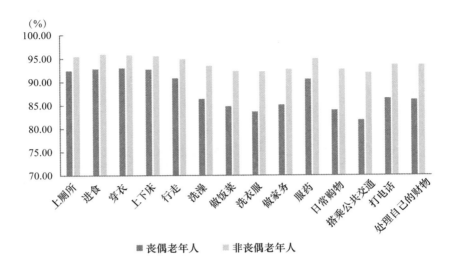

图 8 - 12　丧偶老年人与非丧偶老年人日常生活自理情况

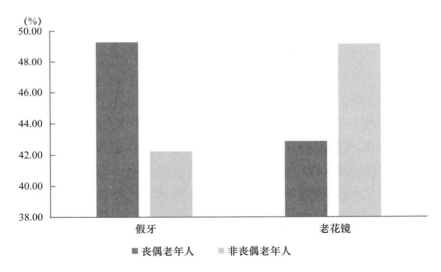

图 8 - 13　丧偶老年人和非丧偶老年人辅助用品使用差异

综上，丧偶老年人和非丧偶老年人的生活自理能力都比较不错，但非丧偶老年人更好。同时，非丧偶老年人的健康状况也好于丧偶老年人。丧偶老年人对于活动范围在自己家中且体力要求不高的日常事件完成较好。由于生活自理能力较好以及健康状况比较不错，两类老年人除了假牙和老花镜之外很少使用其他辅助性工具。

（三）丧偶老年人医疗费用负担和医疗保障

从去医院（诊所）看病次数看，如图 8 - 14 所示，超过 90% 的老年人上一年去医院（诊所）的次数都不超过 3 次，再一次印证了不论是丧偶老年人还是非丧偶老年人，其健康状况都比较良好。但非丧偶老年人中有超过一半的老年人在上一年一次医院（诊所）都没有去过，这一比例高于丧偶老年人，丧偶老年人上一年去过 1—3 次医院（诊所）的比例高于非丧偶老年人，说明非丧偶老年人的健康状况好于丧偶老年人。

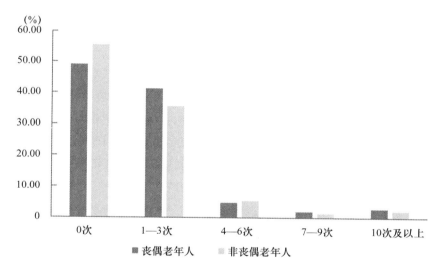

图 8 - 14　丧偶老年人和非丧偶老年人上一年去医院（诊所）看病次数差异

对于常见病和慢性病的治疗方式，两类老年人都更愿意选择去市级医院看病和去药店买药。但丧偶老年人更愿意去药店买药而非丧偶老年人则更愿意去市级医院看病。如图 8 - 15 所示，有 40% 左右的丧偶老年人更愿意去药店买药，而去市级医院的比例为 36% 左右。非丧偶老年人去市级医院看病的比例为 43% 左右，而去药店买药的比例为 34% 左右。由此可以看出丧偶老年人和非丧偶老年人在常见病和慢性病治疗方式上的偏好差异。

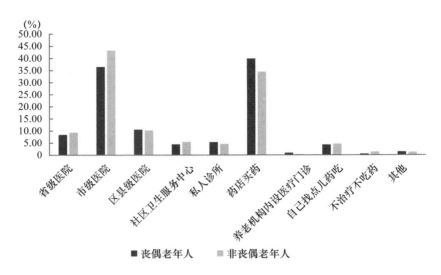

图 8 - 15　丧偶老年人和非丧偶老年人常见病和慢性病治疗方式差异

如图 8 - 16 所示，在上一年医疗费用支出中，丧偶老年人和非丧偶老年人平均花费都超过 10000 元，其中丧偶老年人平均花费 10209 元，非丧偶老年人平均花费 13591 元。其中，两类老年人中都有超过三成并没有在看病和住院上花费，非丧偶老年人在 10000 元以上的医疗费用支出的比例上超过丧偶老年人，可能的原因在于丧偶老年人经济状况较差，不想或无法在看病和住院上造成巨额开销。

在医疗费用支出中，丧偶老年人自费部分平均金额为 4578 元左右，非丧偶老年人平均自费金额大约为 7936 元。通过计算可以得知丧偶老年人通过各种类型的医疗保障可以报销 55% 左右，而非丧偶老年人可以报销 40% 左右。可以看出，丧偶老年人在看病、住院费用的报销比例上高于非丧偶老年人，自费的部分更少。

从医疗保险参保率来看，如图 8 - 17 所示，两类老年人参加医疗保险的比例都很高，但非丧偶老年人参保率更高，高出丧偶老年人 4 个百分点左右。从参与医疗保障的类型来看，如图 8 - 18 所示，两类老年人参与城镇职工医保、城镇居民医保以及新型农村合作医疗的比例较高。其中，两类老年人参加城镇职工医保的比例在各自人群中都是最高的，但非丧偶老年人新型农村合作医疗的参保率要高于城镇居民医保，而丧偶老年人这两类医疗保险参保率的比较则与非丧偶老年人相反。

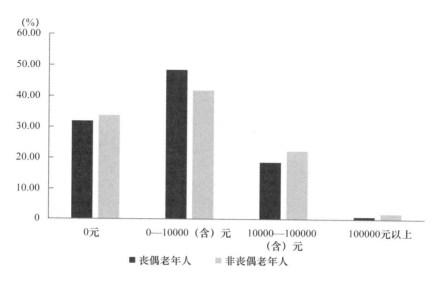

图 8 - 16　丧偶老年人和非丧偶老年人上一年医疗费支出情况

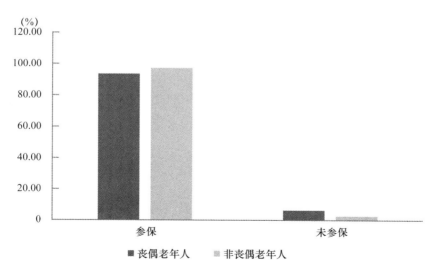

图 8 - 17　丧偶老年人与非丧偶老年人医疗保险参保率差异

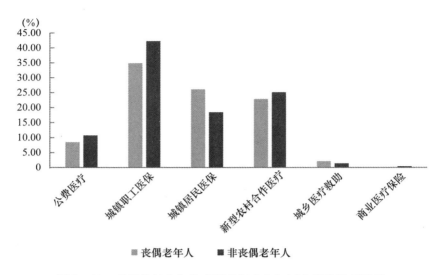

图 8 - 18 丧偶老年人与非丧偶老年人参加医疗保险类型差异

综上，丧偶老年人和非丧偶老年人由于身体健康状况良好，去医院或诊所看病的次数不多，大部分都在 3 次以内，但丧偶老年人稍多。当老年人患有慢性病需要去治疗时，相较于非丧偶老年人更倾向于去市级医院看病，丧偶老年人更愿意选择去药店买药。常识告诉我们医院花费一般高于药店，由此，在上一年中，丧偶老年人花费看病或住院的总费用比非丧偶老年人低了 3500 元左右。超过九成的老年人都参与了医疗保险，所以即使看病住院等总花费超过 10000 元，自费的部分也不多，丧偶老年人自费 45% 左右，而非丧偶老年人自费 60% 左右。

（四）生活娱乐和居住环境

如图 8 - 19、表 8 - 4 所示，首先，绝大多数丧偶老年人和非丧偶老年人都居住在楼房中，但非丧偶老年人居住环境好于丧偶老年人。非丧偶老年人中大约有 1/4 居住的楼房有电梯，而丧偶老年人不到 20%。其次，非丧偶老年人居住小区医疗条件、安保条件都优于丧偶老年人，非丧偶老年人居住的小区有社区卫生院或诊所的比例比丧偶老年人高 14 个百分点左右，有门禁系统的小区比例比丧偶老年人高出 7 个百分点以上，有保安 24 小时值班的比例也比丧偶老年人高 2 个百分点左右。

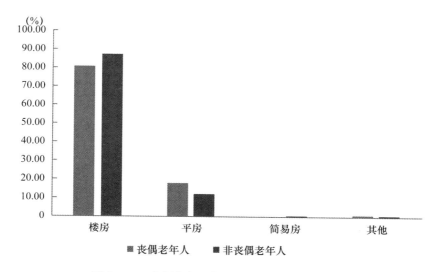

图 8 - 19　丧偶老年人与非丧偶老年人住房类型

表 8 - 4　　　　　丧偶老年人与非丧偶老年人的居住条件　　　　　单位:%

居住条件	丧偶老年人		非丧偶老年人	
	有	无	有	无
楼房是否有电梯	19.05	80.95	25.23	74.77
小区是否有社区卫生院或诊所	43.71	56.29	57.77	42.23
小区是否有门禁系统	34.18	65.82	41.83	58.17
小区是否有保安 24 小时值班	54.89	45.11	56.90	43.10

从生活娱乐方面看，如表 8 - 5 所示，不论丧偶还是非丧偶，大部分老年人基本不在手机和互联网上进行看新闻、玩游戏等活动，特别是超过 70% 的老年人基本不上网玩棋牌游戏，这一方面说明老年人对手机新闻、视频和网络棋牌游戏不感兴趣，另一方面也可能说明老年人对手机、电脑等电子设备操作不熟练。与此相对，老年人更热衷于户外活动，85% 左右的老年人每天都通过时间或长或短的户外活动进行健康锻炼。

表 8-5 　　　　丧偶老年人和非丧偶老年人生活娱乐情况　　　　单位:%

生活娱乐情况	基本不看/玩/去		1 小时		2—3 小时		4—5 小时		6 小时及以上	
	丧偶	非丧偶	丧偶	非丧偶	丧偶	非丧偶	丧偶	非丧偶	丧偶	非丧偶
用手机看新闻、视频时间	56.57	52.32	25.25	25.43	15.15	16.63	3.03	4.89	0	0.73
上网玩棋牌游戏时间	73.73	76.23	11.11	13.73	14.14	8.58	1.01	1.47	0	0
户外活动时间	13.13	16.83	26.26	15.85	53.54	49.76	5.05	13.17	2.02	4.39

老年人的居住环境越来越好，大部分老年人都居住在楼房中，但居住环境还有进一步提升的空间，比如配有电梯的楼房不多，老年人患有骨关节疾病的概率很高，爬楼梯很不方便。此外，小区配备的医疗机构和安保服务还需要进一步提升。而老年人的生活娱乐活动比较单一，由于对手机、电脑等电子设备不熟悉，老年人日常活动就只有几小时的户外活动，精神世界得不到丰富。

三　丧偶老年人的长期照护需求

(一) 照护服务意愿

从选择养老机构的意愿来看，不论是丧偶老年人还是非丧偶老年人，都有 1/3 左右根本没有考虑过这个问题，总体上来看，他们选择养老机构的意愿都较低。但从图 8-20 可以看出，丧偶老年人不愿意或不完全愿意选择养老机构的比例超过 40%，比非丧偶老年人高出 10 个百分点左右，说明丧偶老年人选择养老机构的意愿更低，只有 25% 左右愿意选择养老机构。

如图 8-21 所示，两类老年人选择养老机构的意愿都不高，主要原因都是不愿意离开自己的家、收费太高和依靠子女等。但除了不愿意离开自己的家以及收费太高两者选择的比例相近之外，虽然两者选择依靠子女的比例都很高，但丧偶老年人中有 35% 左右选择此项，而非丧偶

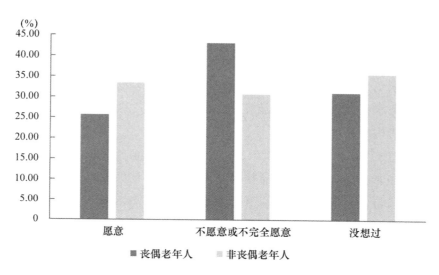

图 8 - 20　丧偶老年人和非丧偶老年人选择养老机构意愿差异

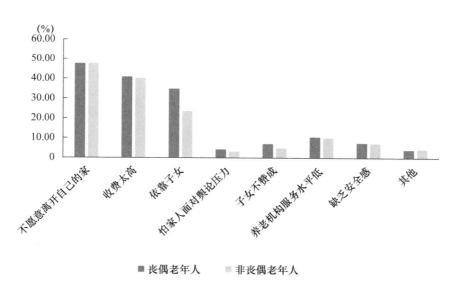

图 8 - 21　丧偶老年人和非丧偶老年人不选择入住养老机构的理由差异

老年人仅有 23% 左右。这是一个有趣的差异，非丧偶老年人选择依靠子女的比例较丧偶老年人低 10 个百分点左右，这与非丧偶老年人的家庭情况相关，非丧偶老年人有配偶陪伴在身边，对子女养老的需求还不太高；而丧偶老年人独居率超过 70%，没有人陪伴，所以对于依靠子女的需求更大。除了上述三项原因之外，超过 10% 的老年人选择养老机构服务水平低，所以除了经济原因和家庭原因，两类老年人还比较关注养老机构服务水平。

如图 8 – 22、图 8 – 23 所示，当生活部分不能自理时，大多数丧偶老年人和非丧偶老年人都愿意接受上门服务和去社区或养老机构接受日间照料。与大多数老年人不愿意选择养老机构养老不同，老年人更愿意接受的是上门服务和非全天候的社区或养老机构日间照料养老服务，这就进一步支持了老年人不愿意选择养老机构养老的第一大理由，即他们不愿意离开自己的家。上门服务和社区或养老机构日间照料的基础是老年人不需要离开自己的家或者不需要全天离开自己的家，这就使老年人相较于入住养老机构而言更愿意选择上门服务或非全天候的日间照料。

如图 8 – 24 所示，虽然两类老年人在生活部分不能自理时选择上门服务的意愿较高，但仍然有 20%—30% 的老年人不愿意选择上门服务。最主要的原因就在于担心上门服务的价格过高，自己无法承担。

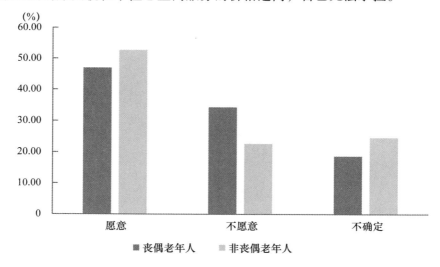

图 8 – 22 丧偶老年人和非丧偶老年人选择上门服务意愿差异

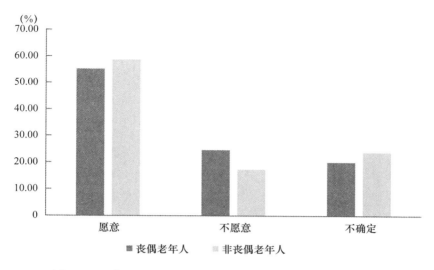

图 8 - 23　丧偶老年人和非丧偶老年人选择日间照料意愿差异

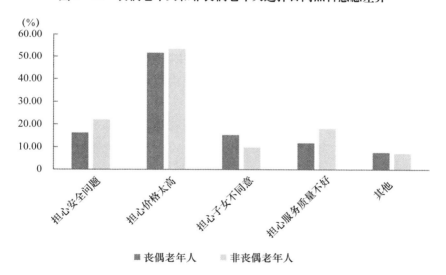

图 8 - 24　丧偶老年人和非丧偶老年人不接受上门服务的原因差异

　　如图 8 - 25 所示，虽然大部分老年人不愿意接受养老机构服务，但如果老年人需要入住养老机构时，他们首先考虑的是养老机构的服务质量，其次是养老机构的医疗条件，养老机构的收费和服务设施也是老年人更加考虑的因素。除了收费之外，前三项老年人更加关注的基本条件都与养老机构的服务有关，老年人由于身体条件慢慢变差，开始考虑医疗条件等在自己需要时能够及时为自己提供的服务。老年人也希望自己的晚年能够吃得好，住得舒适，享受优质的服务。

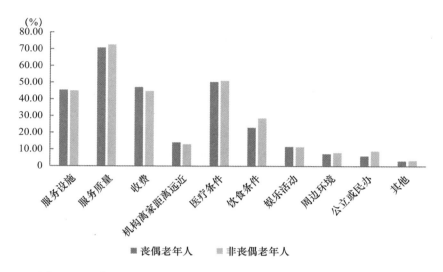

图8-25　丧偶老年人和非丧偶老年人入住养老机构的基本条件差异

（二）长期照护需求

丧偶老年人和非丧偶老年人对于长期照护的需求都不高，但我们将"需要并获得"和"需要未获得"加总在一起形成一个新的变量"需要长期照护"发现，丧偶老年人需要长期照护服务的比例高于非丧偶老年人，平均高3—5个百分点，具体见表8-6、图8-26。

两类老年人对长期照护服务的需求都不高，其中丧偶老年人更希望在家由子女照料，而非丧偶老年人则更希望由配偶照料。同时，丧偶老年人自我照料的意愿也高于非丧偶老年人。两类老年人的照料意愿说明老年人更愿意跟配偶生活在一起，当配偶离世后一部分老年人选择独居自己照顾自己，而另一部分则希望由子女照顾自己。从图8-27发现，当配偶离世后，选择在家由子女照料的老年人多于在家自我照料的老年人，而居住状况相反，当配偶去世后老年人更希望独居而不是与子女同住。这两者看似出现相反的结果，其实是老年人丧偶后更希望独居不打扰子女，但同时也希望子女时常上门照料、经济支持等，这实际上就是体现了老年人爱护子女但又希望子女关心自己的心理状态。

表8-6 丧偶老年人和非丧偶老年人需要长期照护的情况

单位：%

需要长期照护	生活照料		心理抚慰		慢性病护理		康复护理		长期卧床护理		其他医疗专业护理	
	丧偶	非丧偶	丧偶	非丧偶	丧偶	非丧偶	丧偶	非丧偶	丧偶	非丧偶	丧偶	非丧偶
没有考虑	50.85	54.62	50.14	53.39	50.64	53.60	50.85	53.10	52.27	54.20	51.64	53.61
不需要	29.75	31.18	32.76	34.03	30.85	32.57	32.05	33.83	31.96	33.49	31.67	33.54
需要并获得	4.96	1.95	3.85	1.78	3.98	1.65	3.28	1.22	2.98	0.91	3.14	1.05
需要未获得	14.45	12.24	13.25	10.79	14.79	12.19	13.82	11.85	12.78	11.40	13.55	11.80

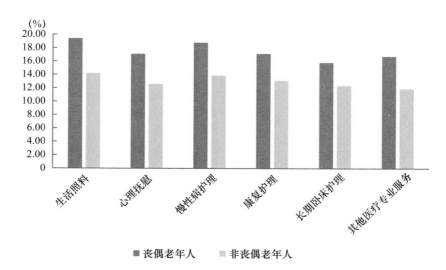

图 8 - 26   丧偶老年人和非丧偶老年人需要长期照护差异

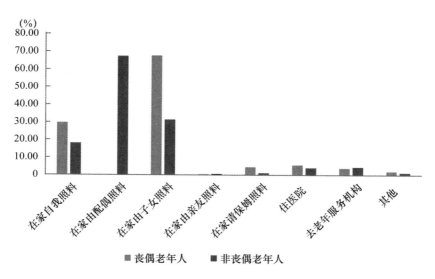

图 8 - 27   丧偶老年人和非丧偶老年人病后照料意愿差异

　　丧偶老年人和非丧偶老年人理想的养老方式有很大的差异，如图 8 - 28 所示，非丧偶老年人更愿意自己或与配偶单独居住生活，但丧偶老年人中自己居住生活和与子女共同居住生活相差不大。主要原因可能是在配偶离世后一部分丧偶老年人选择与子女共同居住生活，另一部分选择自己居住生活。这与老年人居住方式很相似，配偶离世后仍然选择自己居住养老的老年人比选择与子女居住养老的比例更多，这也说明大部分丧偶老年人其实是不愿意打扰子女生活的。

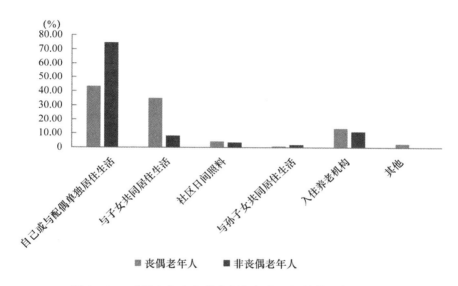

图 8 - 28　丧偶老年人和非丧偶老年人理想的养老方式差异

　　老年人选择养老机构等养老服务的意愿较低的一个主要原因在于老年人认为养老机构收费可能过高。丧偶老年人接受养老机构服务平均每月最多能支付 774 元左右，而非丧偶老年人愿意支付 1138 元左右，两类老年人愿意为养老机构支付的金额都不算高，但他们都希望得到更专业的硬件条件和更优质的服务。显然他们愿意支付的金额使养老机构无法提供相应的服务。由此，更理想的状态是家庭和政府共同承担。如图 8 - 29 所示，有 80% 左右的老年人都希望长期照护的费用由家庭和政府共同承担。

　　从政府应该承担费用比例来看，如图 8 - 30 所示，丧偶老年人认为政府应该承担86%左右的费用，非丧偶老年人认为在83%左右较合理，同时60%左右的老年人认为政府应该承担75%—100%（含）的长期照护费用。

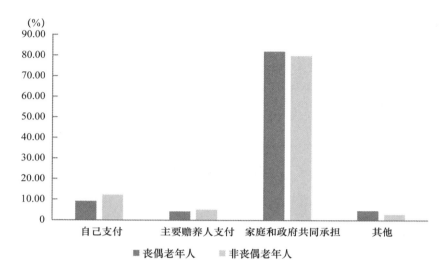

图8−29　丧偶老年人和非丧偶老年人长期照护费用支付渠道差异

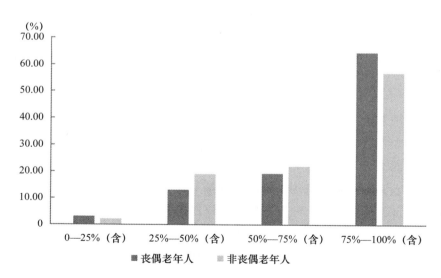

图8−30　丧偶老年人和非丧偶老年人认为政府应该承担长期照护费用比例

综上，老年人更愿意接受政府和家庭共同承担养老服务费用的形式来参与机构养老或长期照护等方式的养老服务，但个人愿意承担的费用较低，更希望政府能够承担绝大部分的养老服务费用。

（三）参加长期照护保险的认知

如图 8 - 31 所示，当政府通过保险方式提供长期照护服务，政府、企业、个人共同承担费用时，超过 50% 的老年人愿意接受长期照护服务。但非丧偶老年人愿意接受这种长期照护形式的比例要稍高于丧偶老年人。

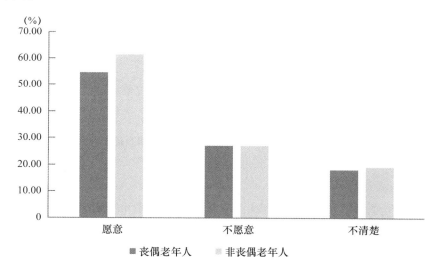

**图 8 - 31　丧偶老年人和非丧偶老年人共同承担长期
照护费用接受长期照护意愿**

虽然大部分老年人在政府、企业和个人共同承担费用之后愿意接受长期照护保险，但仍然有 1/4 以上的老年人不愿意接受长期照护保险服务。如图 8 - 32 所示，丧偶老年人不愿意接受的最主要原因是经济上无法承担，而非丧偶老年人不愿意接受的主要原因是对政策不了解。

在愿意参加长期照护保险的老年人中，超过一半的老年人不清楚这项服务的费用，也不清楚每月愿意支付的金额。在清楚知道自己每月愿意支付多少金额的老年人中，如表 8 - 7 所示，丧偶老年人平均愿意支付 519 元, 非丧偶老年人平均愿意支付 715 元, 非丧偶老年人比丧偶老年人愿意多支付 200 元左右。

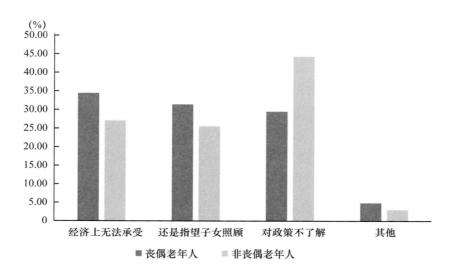

图 8 - 32 丧偶老年人和非丧偶老年人不愿意接受长期照护保险服务原因差异

表 8 - 7 丧偶老年人和非丧偶老年人对长期照护保险费用的支出意愿 单位:元

老年人类别	平均金额	最小金额	最大金额
丧偶老年人	519	0	8000
非丧偶老年人	715	0	10000

如图 8 - 33、图 8 - 34 所示, 对于政府的长期照护保险保障对象, 大多数老年人认为不论年龄, 只要完全失能就应该被长期照护保险保障, 而不仅仅限于老年人群体。当社会保险对长期照护保险予以补贴时, 大多数老年人选择由家人照护, 政府给予现金补贴。这说明无论是丧偶老年人还是非丧偶老年人, 都希望由家人照护, 即使长期照护服务有政府的社会保险补贴, 也不太愿意接受养老机构以及专业养老人员服务。

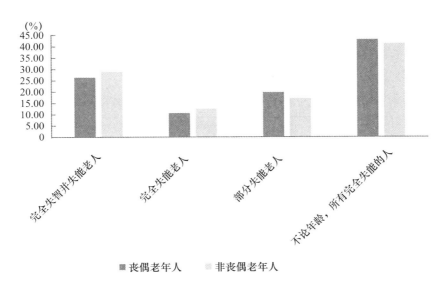

图 8 - 33　丧偶老年人和非丧偶老年人对政府长期照护保险的受众群体认知

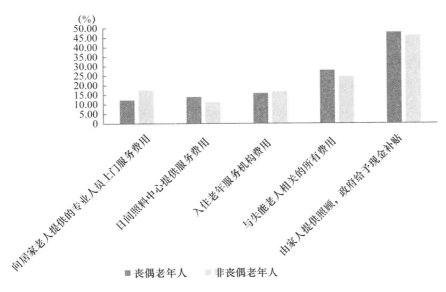

图 8 - 34　丧偶老年人和非丧偶老年人对长期照护服务方式的偏好

当长期照护服务由商业保险提供时，如表 8 - 8、图 8 - 35 所示，69.25% 的丧偶老年人不愿意接受，62.30% 的非丧偶老年人不愿意接受。一方面，主要是因为老年人经济条件不是太宽裕，经济上无法负担高昂的商业保险费用。另一方面，由于老年人对商业保险的认知，他们不信任商业保险，觉得商业保险是骗人的，害怕上当受骗。

表 8 - 8　丧偶老年人和非丧偶老年人对商业保险长期照护项目的态度　单位：%

态度	丧偶老年人	非丧偶老年人
愿意	15.09	19.11
不愿意	69.25	62.30
不清楚	15.66	18.59
合　计	100	100

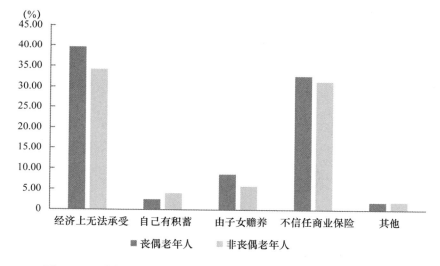

图 8 - 35　丧偶老年人和非丧偶老年人不愿意接受商业保险的原因

如图 8 - 36 所示，在少数愿意购买商业保险公司提供的长期照护保险的老年人中，不论是丧偶老年人还是非丧偶老年人，都更愿意接受现金补偿，选择提供照护服务的实物补偿的老年人很少。即使保险公司不提供完全的现金补偿，老年人也更倾向于接受现金为主 + 服务为辅的保障方式。

综上，当政府提供长期照护保险并参与承担保险金额时，老年人选

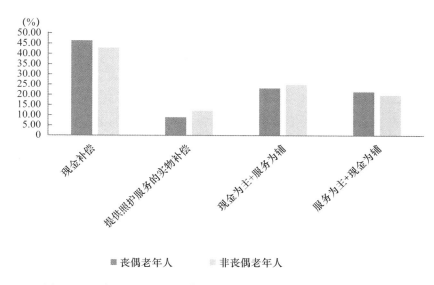

图 8-36 丧偶老年人和非丧偶老年人选择商业保险保障形式差异

择长期照护保险的比例大幅提升，但当保险公司提供商业长期照护保险时，老年人们则不愿意参保，首要原因在于商业保险费用过高，老年人无法承担；其次，相较于政府提供的长期照护保险由政府背书，商业保险的风险更大。不论是政府提供的长期照护保险还是商业长期照护保险，老年人都希望用现金补偿的方式来保障自己。

四 主要结论与启示

（一）基本特征

首先，从个人基本特征看，与非丧偶老年人相比，丧偶老年人女性占比更高，年龄更大，受教育程度也更低。丧偶老年人平均生育子女数更多，但失独的比例远远高于非丧偶老年人。由于没有配偶的陪伴，丧偶老年人独居的比例也更高。

其次，从个人经济状况来看，与非丧偶老年人相比，丧偶老年人的经济状况更差，主要表现在退休金和养老金金额更低，没有配偶养老金和退休金。但两者的晚辈基本都不向老年人提供经济支持。

最后，从家庭经济状况看，丧偶老年人家庭经济状况比非丧偶老年人更差，有36%以上的丧偶老年人认为自己的家庭经济状况处于入不敷出的状况。

（二）生活状况

首先，从老年人生活照料现状来看，40%以上的老年人无人照料，在有人照料的老年人中，绝大多数老年人选择让自己的亲人照料，而不愿意选择专业养老服务人员。丧偶老年人主要由子女照料，而非丧偶老年人主要由配偶照料。不论是子女照料还是配偶照料，老年人对于日常生活照料的满意度都很高。

其次，从老年人的健康状况来看，虽然大部分老年人日常生活的自理能力还不错，但大部分患有慢性病，健康状况一般。特别地，丧偶老年人的自理能力和健康状况比非丧偶老年人更差。丧偶老年人对较为简单且不需要体力的日常事务处理能力不错，但活动范围较大且体力要求更高的日常事务处理能力就比非丧偶老年人差。

再次，从老年人的医疗状况来看，大部分老年人去医院或诊所看病的次数不多，但当慢性病影响生活需要治疗时，丧偶老年人更愿意选择治疗金额更低的药店，因此，丧偶老年人每年花费的看病或住院费比非丧偶老年人低。此外，大多数老年人都参加了医疗保险，看病住院治疗可报销大部分费用。

最后，从老年人的生活居住环境和娱乐活动来看，两类老年人差异不大，大部分老年人都居住在楼房里，但小区配套设施不够完善。老年人都更热衷于户外活动而不是手机视频和网络棋牌游戏。

（三）长期照护需求

首先，从选择照护服务的意愿来看，丧偶老年人愿意选择养老机构的比例很低，主要原因是不想离开自己的家。当照料方式换成专业人员上门服务或者养老机构日间照料时，大部分丧偶老年人都愿意选择这两种方式，这两种照护方式都不需要老年人离开自己的家或者不需要长期离开自己的家。愿意入住养老机构的老年人主要考虑养老机构的医疗服务水平和硬件条件。

其次，从长期照护的需求来看，大部分丧偶老年人的需求都不高。他们理想的养老方式不是接受养老机构以及专业人员服务，而是更愿意独居自己照顾自己或与子女共同居住。即使患病后，丧偶老年人也更希望在家由自己的子女照护。主要原因是养老机构收费过高无法承受。

最后，当政府通过养老保险的形式提供长期照护服务并承担一部分费用时，大部分丧偶老年人则愿意选择长期照护，但他们愿意支付的金额较低，更希望大部分费用由政府承担，并且即使政府通过养老保险方式提供长期照护服务，丧偶老年人还是更希望由家人照料，政府提供现金补贴。对于商业保险，绝大多数丧偶老年人由于不信任商业保险仍然选择不愿意接受。

第 九 章

独居老年人生活状况与长期照护需求

　　随着我国经济社会不断发展以及城镇化进程不断加快，传统的核心家庭结构发生了很大的变化，"四世同堂"越来越被小型化的家庭规模取代，家庭的养老功能逐渐减弱。独居老年人数量随年龄增长、健康状况变化而不断增长，他们的养老问题慢慢成为值得关注的社会问题。中国社会科学院在内蒙古开展了"城市老年人长期照护服务需求调查"，一方面，这样的调查有助于我们了解当前城市老年人生活、养老现状；另一方面，调查收集了他们对长期照护服务的一些看法，为应对严峻的老龄化形势而做出的相关决策提供支持。调查研究将焦点集中到独居老年人身上，采用对比分析，重点了解独居老年人的生活状况、养老状况、健康状况、长期照护需求等。

一　独居老年人的基本特征

（一）个人和家庭基本特征

　　调查地区位于内蒙古，时间跨度为2017—2020年，回收样本3071份。表9－1给出了内蒙古城市老年人在不同居住特征下的总体居住状况。其中，独居老年人调查样本数为1339，占应答样本总数（3016）的43.60%，和与配偶同住的老年人构成调查主体，这两者总体累计百分比为90%。这反映当前内蒙古城市老年人生活的一个现状，即在城市中，年青一代大多不与年老一代一起生活，当家中老年人存在长期照护需求时，子女能否为家中老年人提供这样的服务还是一个值得考虑的问题。

表9-1   老年人总体居住状况

居住状况	频数（人）	占调查总人数比重（%）	累计百分比（%）
独居	1339	44.40	44.40
与配偶同住	1383	45.86	90.25
与子女或孙子女同住	286	9.48	99.73
其他	8	0.27	100.00
总计	3016	—	

注：数据加总不一致多由于调查对象未应答，样本填报缺失。因四舍五入处理，百分比相加可能不等于100%，数据出现误差不做调整。下同。

表9-2列出独居老年人总体样本分布情况：女性人数高于男性，性别比重差别较大，分布不平衡；以汉族老年人为主，非农业户籍人数达七成；受教育程度分布较为均衡，但是总体水平不高，小学和未上学的比重占到47.78%；大多数独居老年人有生育子女；88.85%的独居老年人没有宗教信仰。

表9-2   独居老年人总体样本分布情况

个人和家庭特征		频数（人）	比重（%）
性别	男	530	39.61
	女	808	60.39
民族	汉族	1207	90.96
	少数民族	120	9.04
文化程度	未上过学	289	21.71
	小学	347	26.07
	初中	328	24.64
	高中及以上	367	27.57
婚姻状况	未婚	8	0.61
	有配偶	726	55.13
	离婚	28	2.13
	丧偶	511	38.80
	同居	44	3.34
子女情况	从未生育	18	1.35
	生育子女	1315	98.65

个人和家庭特征		频数（人）	比重（%）
一起居住的家庭人口数	0 个	129	10.12
	1 个	413	32.39
	2 个	527	41.33
	3 个	79	6.20
	4 个	61	4.78
	大于 4 个	66	5.18
宗教信仰	有信仰	140	11.15
	无信仰	1116	88.85
户籍类型	本市农业	355	27.69
	本市非农业	902	70.36
	外市户口	25	1.95

表 9 - 3 分年龄段考察内蒙古城市老年人居住状况，发现 60（含）—80 岁城市老年人的居住状况具有与总体情况相同的特点，即独居和与配偶同住是主要的居住方式，其中又以后者占比较大。与总体情况不同的是，随着年龄增长，独居老年人比重增长速度最快，80 岁及以上的样本中，独居成为占多数的居住方式：通过数据整理，在 60（含）—70 岁的年龄段中，独居人数占该年龄段总人数的 42.68%；70（含）—80 岁的年龄段中，这一比例为 44.26%；80 岁及以上的年龄段中，这一比例增长到 50.87%。长期照护需求存在着随年龄增长而出现增加的规律，以上数据呈现出的趋势表明，围绕长期照护需求的研究和政策有必要将独居老年人群体视为重点对象。

表 9 - 3　　　　　　　　老年人居住状况的年龄分布

年龄	独居	与配偶同住	与子女或孙子女同住	其他	总计
60（含）—70 岁	650	756	113	4	1523
70（含）—80 岁	455	489	82	2	1028
80 岁及以上	234	135	89	2	460
总计	1339	1380	284	8	3011

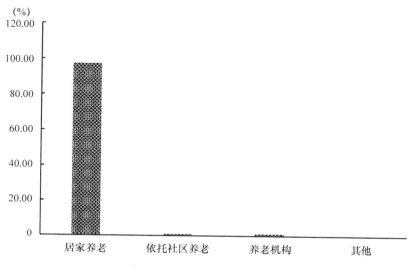

图 9 - 1　老年人总体养老状况

　　从图 9 - 1 中看出，当前内蒙古城市老年人养老多选择居家方式，比重达到 97.29%，社区、机构参与度十分有限。养老方式表现出的特点没有随居住方式的变化发生改变。从表 9 - 4 可以看出，无论何种居住状况，城市老年人选择居家养老的比重都占绝对优势。值得注意的是，尽管大多数独居老年人仍以居家养老为主，但他们选择依托社区养老或养老机构的比重相较其他居住方式的老年人高，分别是 0.87%、1.55%。

表 9 - 4　　　　　　　按居住方式分类的老年人养老状况　　　　　　单位：人

养老状况	独居	与配偶同住	与子女或孙子女同住	其他	总计
居家养老	1245	1320	268	7	2840
依托社区养老	11	14	4	—	29
养老机构	16	13	3	1	33
其他	3	3	3	—	9
总计	1275	1350	278	8	2911

　　综合以上现状分析，独居老年人无论从哪个角度看都是内蒙古城市老年人中不容忽视的一大群体，一方面独居老年人数占城市老年人口数

数目较大，比重随年龄增加而增加；另一方面养老很大程度上还是靠老年人自己，年轻一代全身心参与到老年人养老的过程十分有限。

（二）个人收入和家庭经济状况

个人收入和家庭经济状况是直接影响个人和家庭选择长期照护服务的因素，从收入来源到具体的收入水平，我们对独居老年人收入和家庭经济现状进行分析。

表9-5是内蒙古城市老年人总体和不同居住状况下的离退休金和养老金领取情况。总体来看，不同居住条件下的城市老年人的领取比例在80%左右，其中独居老年人领取比例最低。老年群体往往没有额外工资收入，离退休金或养老金可能是他们的主要收入来源，而我们的数据显示仍有超过20%未领取到养老津贴的独居老年人，这无疑会影响到这部分独居老年人的养老状况及其对长期照护服务的选择。

表9-5　　　　　　　　老年人总体和不同居住状况下领取
离退休金和养老金情况　　　　　　　　单位：人，%

领取状况	独居	与配偶同住	与子女或孙子女同住	其他
是	1037（78.68）	1168（85.57）	227（80.50）	8（100.00）
否	281（21.32）	197（14.43）	55（19.50）	—
合计	1318	1365	282	8

注：括号外为样本数，括号内为所占百分比。

根据图9-2得知，内蒙古城市独居老年人离退休前的工作单位多集中在公有制单位，其中国家机关、党群组织、企事业单位负责人和工人所占比重较大，分别占比34.45%和26.24%。这些公有制单位往往会建立起比较健全的离退休金和养老保险金体系，对于独居老年人来说，这些相关制度措施有助于保障退休养老生活。

进一步地，表9-6显示内蒙古城市独居老年人领取机关事业单位离退休金和城镇职工养老保险的比重占六成以上，这与有相当比例的城市独居老年人离退休前在公有制单位工作存在一定联系。包括长期照护服务需求在内的城市独居老年人的养老问题，相应的制度和政府部门都

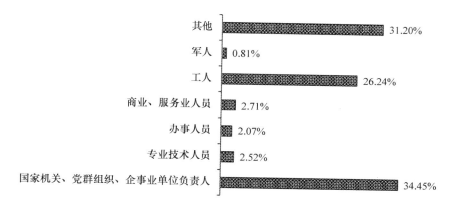

图 9 - 2　独居老年人离退休前职业类型

发挥着十分重要的作用，要完善好相关的保障体系，做好长期照护制度与其他社保制度的有效衔接，发挥社会保障体系的兜底作用。

表 9 - 6　　　　　　　独居老年人领取离退休金和养老金的类别

类别	独居老年人数 （人）	占独居老年人数 百分比（%）	累计百分比 （%）
机关事业单位离退休金	250	25.69	25.69
城镇职工养老保险	368	37.82	63.51
城乡居民社会养老保险金	283	29.09	92.60
城乡低保补贴	72	7.40	100.00

　　城市老年人的收入来源除了社保体系，还有来自家庭的支持，家庭的经济状况会影响养老支出，进而影响长期照护服务的选择。

　　从表 9 - 7 来看，独居和与配偶同住家庭经济状况为收支平衡及以上的，分别占各自居住状况样本的 71.24%、74.68%，但是其中收支平衡的情况分别占 48.85%、48.58%；与子女或孙子女同住的家庭经济状况整体稍差。在目前的家庭收入状况下，对近半数城市独居老年人家庭而言，除考虑现阶段的养老支出是否已经满足了他们的老年生活的需求外，更需要想到的是进一步增加长期照护服务的养老支出会成为一个现实的经济问题。

表 9-7 不同居住状况下老年人家庭收入状况自评 单位：人，%

评价	独居	与配偶同住	与子女或孙子女同住	其他
很宽裕	69 (6.08)	64 (4.93)	7 (3.02)	—
尚有结余	185 (16.31)	275 (21.17)	28 (12.07)	2 (33.33)
收支平衡	554 (48.85)	631 (48.58)	108 (46.55)	1 (16.67)
入不敷出	318 (28.04)	324 (24.94)	87 (37.50)	3 (50.00)
不清楚	8 (0.71)	5 (0.38)	2 (0.86)	—
总计	1134	1299	232	6

注：括号外为样本数，括号内为所占百分比。

此外，每种居住状况下的家庭入不敷出的比重仅次于收支平衡，与子女或孙子女同住的家庭占比达到 37.50%，为最高；独居老年人家庭为 28.04%，次之。这些家庭的长期照护需求，可能会更多地通过依靠社会、社区的力量及政府的转移支付等方式予以满足。

表 9-8 列出了内蒙古城市独居老年人养老费用主要来源和支出。当前养老主要由政府和家庭承担，因此收入来源包括来自政府部门的相关养老津贴和来自子女的养老费用，另外，一些独居老年人还会因为子女家中有孙子孙女等存在其他开销而选择付出一定现金和实物支持子女。由表 9-8 给出的平均值来看，领取离退休金的城市独居老年人每人每月能领到 2525.00 元；相较子女或孙子女对自己养老生活的支持，城市独居老年人对子女或孙子女的付出与支持力度更大。

表 9-8 独居老年人养老费用主要来源和支出

主要来源和支出	每月领取到的离退休金	上一年子女或孙子女给的金额	上一年给子女或孙子女的金额
金额平均值（元）	2525.00	1966.76	3605.13

从现阶段的养老平均收入水平来看，超半数的内蒙古城市独居老年人

家庭的生活不能说是宽裕的，经济问题给独居老年人家庭长期照护服务的选择带来一定程度的不确定性。随着年龄的增长，养老费用会有所增长，对长期照护服务的需求也有不同程度的增长，但是最终做出的选择决策取决于家庭养老预算和长期照护服务支出费用，即成本与收益的权衡，而独居老年人个人和家庭的经济水平能否支撑这种支出还有待考量。

二　独居老年人的生活状况

在这一部分，我们将了解一下内蒙古城市独居老年人的生活现状，包括他们的生活照料状况、居住环境等。为了使对比结果更清晰，后文将与配偶同住、与子女或孙子女同住以及其他作为整体，视作非独居老年人，从而与独居老年人进行比较。

（一）生活照料状况

在我们得到的有效问卷里，目前日常生活有人照护的独居老年人占城市独居老年人总体的54.73%，没有人负责照护的比重为45.27%，相比与配偶、子女或孙子女同住的老年人群体，独居老年人的日常有人照料的比例是最低的，见表9－9。

表9－9　　　　　不同居住方式下老年人日常生活照护情况　　　单位：人，%

是否有人照护	独居	与配偶同住	与子女或孙子女同住	其他
有	671（54.73）	600（58.48）	125（61.58）	4（80.00）
无	555（45.27）	426（41.52）	78（38.42）	1（20.00）
总计	1226	1026	203	5

注：括号外为样本数，括号内为所占百分比。

同时，在有人照料的独居老年人中，承担日常生活照料的责任主要由子女或孙子女承担，有79.25%的城市独居老年人对目前的生活照料感到满意。

（二）居住环境和生活娱乐

调查主要集中在城市，数据显示有 86.21% 的老年人居住在小区楼房里，因此我们主要围绕小区环境考察老年人居住环境。

独居老年人没有配偶或其他亲属在身边陪伴照料，其居住生活条件与社区环境更加密切，由表 9-10 可知，相较于非独居老年人，独居老年人居住条件稍差，可能由于这些小区建造年代久远，居住环境和设施不可避免的有些老旧。

表 9-10　　　　　　　老年人居住小区基本情况　　　　　　单位:%

老年人类别	楼房有电梯	有社区卫生院或诊所	有门禁系统	有保安24小时值班
独居老年人	22.84	54.33	39.53	55.47
非独居老年人	26.27	54.92	41.80	60.09

作为基础医疗设施的社区卫生院或诊所，在独居或非独居老年人社区分布过少，基本医疗条件有待提高。相对于年轻人，老年人对医疗的需求更大，社区卫生院或诊所的存在会方便老年人小病的诊治和大病后的护理，同时为长期照护服务的普及提供社区支持。

独居老年人居住的小区在是否有保安 24 小时值班与非独居老年人居住的小区差异最大。如果独居老年人遇到突发状况或者社区存在一些安全隐患等，有保安 24 小时值班将能更好地帮助他们应对这些问题。加上较低的门禁系统安装率，独居老年人小区安全性有提升空间。

独居老年人娱乐生活单调。从图 9-3 看出，城市独居老年人户外活动集中在 1—3（含）小时，整体户外活动时间少于非独居老年人。此外，我们统计了独居老年人上网娱乐的情况，包括上网浏览新闻、视频与玩游戏，基本不看、不玩的比例达到 55.36%、67.86%，上网时间超过 4 小时的不到两成。

内蒙古城市独居老年人的生活环境和日常娱乐、活动锻炼方面仍有许多需要进一步改善的地方，比如社区改造，完善基本医疗、养老设施机构等。

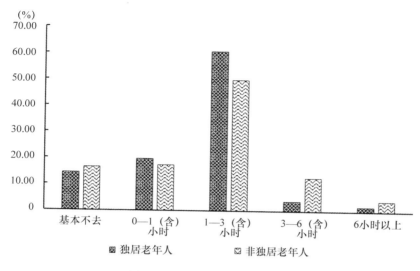

图 9 - 3　老年人户外活动情况

三　独居老年人的健康状况

关于长期照护，世卫组织将其定义为：由非正式照护者（家庭、朋友或邻居）和正式照护者（医疗卫生和社会服务人员）进行的照护活动体系，以保证生活不能完全自理的人能继续得到较高的生活质量，获得最大可能的独立、自主、参与、个人满足及人格尊严。进一步地，人口学家邬沧萍将老年人长期照护定义为：老年人由于生理、心理受损，生活不能自理，因而在较长时期内甚至无限期都需要别人在日常生活中给予广泛帮助，包括日常生活照料和医疗照护（包括在医院临床护理、愈后的医疗照护与康复护理和训练等）。老年人长期照护服务主要对象是失能老年人，即由于生理机能日渐退化、丧失或者正在丧失生活自理能力的老年人。由此可见，长期照护需求与自理能力或者健康状况密切相关。

在这一部分，我们关注内蒙古城市独居老年人的健康状况，包括自理能力、慢性病、医疗保障等，这不仅对独居老年人的生活质量产生一定的影响，而且直接关系到独居老年人及其家庭对长期照护服务的需求。

（一）自理能力

在剔除无效问卷后，表 9 - 11 展示了内蒙古城市老年人自理能力基本状况。能自理的独居和非独居老年人都有五成以上，是两组群体中的多数。独居老年人部分自理的人数比重大于非独居老年人，并且身体健康，还可以帮助别人和能自理的比重也低出非独居老年人约 2 个百分点。整体来看，非独居老年人的自理能力或健康状况稍强于独居老年人。

表 9 – 11　　　　　　内蒙古城市老年人自理能力基本状况　　　　单位：人，%

基本状况	独居老年人数	非独居老年人数
身体健康，还可以帮助别人	490（37.63）	614（37.78）
能自理	714（54.84）	925（56.92）
部分自理	77（5.91）	65（4.00）
不能自理	21（1.61）	21（1.29）
合计	1302	1625

注：括号外为样本数，括号内为所占百分比。

从表 9 – 12 可以了解到，独居老年人使用辅助用品的比例普遍低于非独居老年人；与日常生活和行动有关的辅助用品，比如假牙、拐杖、老花镜，独居老年人使用比例较高。对表 9 – 12 现象的解释不能仅仅归结为健康因素，在表 9 – 11 中，独居老年人健康状况未明显好于非独居老年人，并且只有部分自理的独居老年人比重相对较高，但是表 9 – 12 显示独居老年人生活辅助用品使用比例普遍低于有配偶或其他亲属照料的非独居老年人，可以推测生活照料不足可能是造成这一差异的重要原因，即缺少人员帮助独居老年人利用辅助用品改善老年生活。

表 9 – 12　　　　　　　　老年人使用辅助用品情况　　　　　　单位：%

使用辅助用品情况	使用		不使用	
	独居老年人	非独居老年人	独居老年人	非独居老年人
一次性纸尿裤/尿片	2.79	3.33	97.21	96.67
护理垫	1.23	3.06	98.77	96.94
可重复使用接尿器	1.66	2.80	98.34	97.20

续表

使用辅助用品情况	使用		不使用	
	独居老年人	非独居老年人	独居老年人	非独居老年人
自制代用品	0.97	1.92	99.03	98.08
助力器械	1.75	3.06	98.25	96.94
老花镜	44，91	50.00	55.09	50.00
助听器	2.04	2.48	97.96	97.52
假牙	45.15	43.38	54.85	56.62
拐杖	6.78	6.76	93.22	93.24
轮椅	2.64	3.32	97.36	96.68
紧急呼叫装置	0.49	0.85	99.51	99.15
吸氧器	0.91	1.95	99.09	98.05
吸痰器	0.49	1.30	99.51	98.70
家用呼吸机	0.58	1.24	99.42	98.76
洗澡辅助设备	0.58	1.37	99.42	98.63
助行器	0.99	1.37	99.01	98.63

（二）慢性病

根据 2016 年世卫组织《中国老龄化与健康国家评估报告》，中国 45％的伤残调整寿命（DALYs）是由 60 岁及以上老年人的健康问题所致，慢性病成为导致健康问题的主要因素。多数慢性病的患病率随年龄的增长而增加，往往因性别不同存在差异。

表 9 - 13 分年龄、性别给出了内蒙古城市老年人慢性病患病率基本情况。可以看出，无论独居老年人还是非独居老年人，患有慢性病的比重都在七成以上，但是独居老年人整体患病率低于非独居老年人。在性别上，尽管不同居住方式下女性的患病率高于男性，但是随着年龄的增长，男性患病率始终呈增长趋势，逐渐缩小了性别差距；此外，不管男性还是女性，独居老年人的患病增长率低于非独居老年人。

表9-13　　　　　　老年人慢性病患病率基本情况　　　　　　单位：人，%

年龄	独居老年人		非独居老年人	
	男性	女性	男性	女性
60（含）—70 岁	162（69.23）	270（77.59）	273（71.09）	328（76.64）
70（含）—80 岁	112（70.89）	208（83.53）	201（74.17）	223（84.79）
80 岁及以上	58（72.50）	94（76.42）	88（82.24）	82（84.54）
合计	332	572	562	633

注：括号外为样本数，括号内为所占百分比。

为应对常见病或慢性病，城市独居老年人主要选择去市级医院，另外区县级、社区医疗机构和资源的利用率也高于非独居老年人，见图9-4。

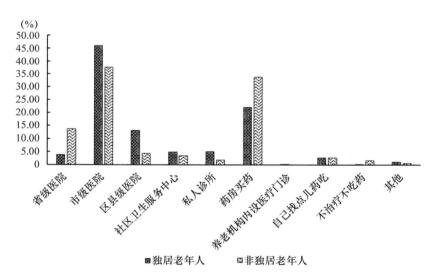

图9-4　老年人应对常见病或慢性病的方式

不同于非独居老年人，城市独居老年人生活上的照料相对较少，所患慢性病很大程度上会影响到日常生活，降低生活质量，对于这部分老年人，一方面，家庭、社区和政府等要积极参与到这些慢性病的防治中去，"亡羊补牢"不如"防患于未然"；另一方面，对于所患病情严重的，无法完全自理、生活有障碍的独居老年人，家庭、社区和政府要认真回应独居老年人的需求，帮助他们学会使用必要的辅助用品，满足健康护理需求。

（三）医疗保障

医疗保险制度保障了人民基本生命健康权，是中国社会五大基本险种之一，另外目前，我国长期照护保险与社会医疗保险间存在一定的制度衔接，在一些试点地区，参加长期照护保险需要具备社会基本医疗保险待遇资格。

由图9-5可知，独居老年人医疗保险未参保率高于非独居老年人，并且包括公费医疗、城镇职工医保、城镇居民医保、新农合在内的基本医疗保险参保率为93.11%，也低于非独居老年人的97.71%。

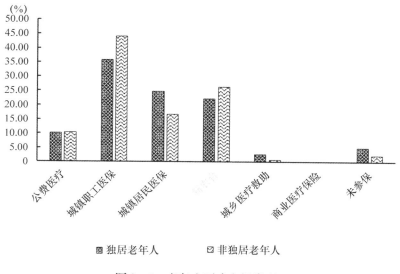

图9-5　老年人医疗参保类型

无论独居与否，内蒙古城市老年人没有去医院或诊所看病的比重都占五成左右，但是整体来看，独居老年人看病次数高出非独居老年人7个百分点，见图9-6。上一年住院2次及以上的独居老年人的比重达到19.92%，与非独居老年的18.67%相近。

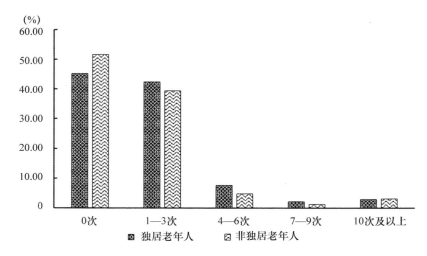

图 9 - 6   老年人上一年一共去医院或诊所看病次数

四　独居老年人的长期照护需求

这一部分将关注城市独居老年人长期照护需求和对参加长期照护保险的认知情况。

（一）照护服务需求与意愿

针对城市独居老年人目前的长期照护需求我们进行了直接调查，调查结果见表 9 - 14。有半数左右独居老年人尽管没有考虑过选择各种长期照护服务，但是考虑选择这些服务的比重整体高于非独居老年人。在需要长期照护服务的老年人里，已获得和未获得的独居老年人比重分别超出非独居老年人约 1 个百分点和 3 个百分点，独居老年人对长期照护服务的获得性较差。

我们调查了城市独居老年人关于患病后由谁照顾的意愿。总体来看，老年人患病后，拜托直系亲属照料比重最高，其中独居老年人为 74.73%，非独居老年人为 67.73%；独居老年人考虑第三方机构帮忙照料的比重也高于非独居老年人，独居老年人为 7.31%，非独居老年人为 4.97%，第三方机构包括提供保姆上门照料服务的家政公司、医院、老年服务机构。

表 9 – 14　　老年人对长期照护服务的需求

单位：人，%

需求情况	没有考虑过		不需要		需要并已获得		需要并未获得	
	独居老年人	非独居老年人	独居老年人	非独居老年人	独居老年人	非独居老年人	独居老年人	非独居老年人
生活照料	686 (52.25)	901 (54.81)	390 (29.70)	524 (31.87)	51 (3.88)	25 (1.52)	186 (14.17)	194 (11.80)
心理抚慰	663 (50.61)	885 (54.03)	433 (33.05)	566 (34.55)	41 (3.13)	23 (1.40)	173 (13.21)	164 (10.01)
慢性病护理	664 (50.38)	898 (54.79)	414 (31.41)	538 (32.82)	41 (3.11)	21 (1.28)	199 (15.10)	182 (11.10)
康复护理	645 (49.09)	905 (55.22)	451 (34.32)	539 (32.89)	29 (2.21)	18 (1.10)	189 (14.38)	177 (10.80)
长期卧床护理	674 (51.33)	910 (55.56)	434 (33.05)	547 (33.39)	22 (1.68)	16 (0.98)	183 (13.94)	165 (10.07)
其他医疗专业护理	654 (49.92)	909 (55.60)	440 (33.59)	538 (32.91)	26 (1.98)	16 (0.98)	190 (14.50)	172 (10.52)

注：括号外为样本数，括号内为所占百分比。

在内蒙古城市老年人期望的养老方式调查中，即图 9 - 7，与直系亲属一同生活视为比较理想的养老方式，能明显反映出城市老年人更加偏好居家养老。同时，入住养老机构成为仅次于与子女共同居住生活的养老方式选项，独居老年人选择比重超出非独居老年人 3 个百分点，与上文独居老年人较非独居老年人愿意选择养老服务机构的比重更高相呼应。

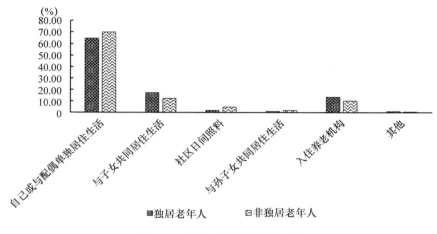

图 9 - 7　老年人期望的养老方式

我国老年人群体庞大，失能失智老年人人数不断增长，合适的长期照护模式需要满足老年人多样化的长期照护需求。长期照护模式一般分为居家照护服务、社区照护服务、机构照护服务三种，不同模式提供的照护服务对应不同程度的专业化、社会化、市场化水平，在长期照护服务体系相对完善的发达国家和地区，当地的社会现实情况是选择长期照护模式的依据。

家庭是承担养老责任的主要角色，但是随着我国人口结构的改变，人口老龄化、高龄化趋势加强，养老压力不断增大，家庭在老年人长期照护上发挥的作用越来越有限，结合国外经验和我国长期照护服务体系建设的重点，将社区、机构提供的服务引入居家养老中并成为趋势。

表 9 - 15 显示了城市老年人对不同养老照护方式的意愿评价。在居家养老的基础上，上门服务、社区或养老机构提供日间照料的照护服务为半

数以上独居老年人所接受，愿意的比例高于非独居老年人。但是调查发现，内蒙古城市老年人所住社区中，提供养老服务的仅占 16.00%。

表 9 - 15　　　　　　　　老年人养老照护方式的意愿调查　　　　单位:%

意愿情况	独居老年人			非独居老年人		
	愿意	不愿意或不完全自愿	不清楚	愿意	不愿意或不完全自愿	不清楚
生活部分不能自理时，是否愿意接受提供上门服务	58.16	22.10	19.74	45.94	28.33	25.73
生活不能自理时，是否愿意去社区或养老机构接受日间照料	62.40	17.81	19.79	54.57	20.30	25.12
是否愿意选择养老机构	33.21	33.06	33.74	30.46	34.14	35.40

　　总体来看，城市老年人选择养老服务机构的意愿较低，只占总数的三成左右，其中 33.21% 的城市独居老年人表示愿意去养老机构，略高于非独居老年人的 30.46%。

　　机构照护服务能提供更加专业、水平更高的长期照护服务，市场化程度高，但是中国社会深受以孝道为代表的儒家文化的影响以及目前存在养老机构水平参差不齐、价格昂贵等情况，使许多中国家庭出于文化和经济因素考虑而较少选择机构照护。图 9 - 8 给出了内蒙古城市老年人不愿意选择养老服务机构的原因，可以看出老年人自身不愿离开自己的家是首要原因，养老服务机构收费太高紧随其后，也有相当一部分老年人选择依靠子女。

（二）参加长期照护保险的认知

　　长期照护保险面向丧失日常生活能力、年老患病等人群，是侧重于提供护理保障和经济补偿的制度安排，因此，把城市独居老年人对长期照护保险的认知也纳入长期照护服务调查中去。在这一部分，我们考虑以保险的方式将供给长期照护服务的调查分析结果，分为政府提供的长期照护保险和商业保险。

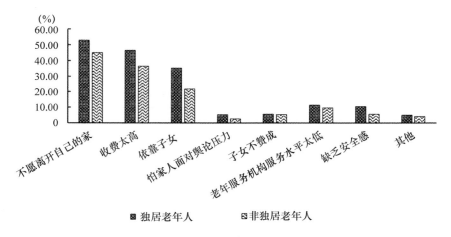

图 9 – 8　老年人不愿意选择养老服务机构的原因

　　城市独居老年人对由政府主导、费用由家庭和政府共同承担的长期照护保险的参保意愿更加强烈，表示愿意的比重为 65.02%，而非独居老年人这一比重为 56.45%。关于长期照护服务保险的费用分担，大部分城市老年人希望由家庭和政府共同承担，见图 9 – 9。如图 9 – 10 所示，经济问题和对政策不了解是城市老年人不愿意参保的主要因素，城市独居老年人更指望子女照料。

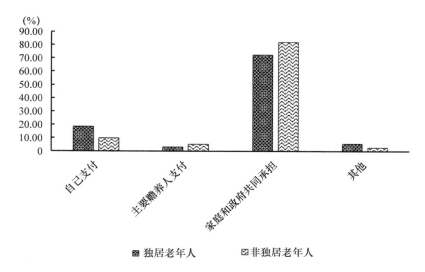

图 9 – 9　老年人对失能老年人长期照护费用筹集渠道看法

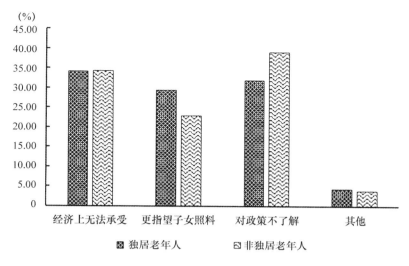

图9－10　老年人不愿参保的原因

　　表9－16给出内蒙古城市老年人对长期照护费用由社会保险负担的认识。相比非独居老年人，独居老年人更倾向于支持社会保险分担居家照护养老产生的费用，这可能与独居老年人更多地选择或者偏好居家养老的方式有关。

表9－16　　　　老年人对长期照护费用由社会保险负担的认识　　　　单位：人，%

认识情况	独居老年人	非独居老年人
向居家老年人提供的专业人员上门服务的费用	255（20.37）	202（13.04）
由日间照料中心提供服务的费用	132（10.54）	201（12.99）
入住老年服务机构的费用	208（16.61）	256（16.55）
与失能老年人相关的所有费用	259（20.69）	456（29.48）
由家人提供照顾，政府给予现金补贴	634（50.64）	673（43.50）
合计	1488	1788

　　注：括号外为样本数，括号内为所占百分比。

　　在社会保险覆盖面上，独居老年人认为政府主导的长期照护保险覆盖人群应更广，而非仅仅针对失能或部分失能的老年人。在表9－17中，认为长期照护保险应覆盖不论年龄，所有完全失能的人，独居老年人比重更高。

表9-17　　　　老年人对政府的长期照护保险覆盖面的调查　　　单位：人,%

样本类别	独居老年人	非独居老年人
完全失智并失能老年人	339（27.25）	453（29.47）
完全失能老年人	125（10.05）	210（13.66）
部分失能老年人	219（17.60）	280（18.22）
不论年龄，所有完全失能的人	561（45.10）	594（38.65）
合计	1244	1537

注：括号外为样本数，括号内为所占百分比。

　　长期照护商业保险作为社会性长期照护保险的补充，能够为老年人提供更高水平和护理项目更广的照护服务，但是我国现阶段存在商业保险市场有待完善、保险价格相对高昂等问题，未形成长期照护商业保险的有效需求和供给。在表9-18中，城市老年人不愿意投保长期照护商业保险占了大多数，但是在愿意投保的比例中，独居老年人超出非独居老年人约6个百分点。

表9-18　　　　老年人长期照护商业保险购买意愿调查　　　单位：人,%

意愿情况	独居老年人	非独居老年人
愿意	283（21.54）	256（15.45）
不愿意	824（62.71）	1080（65.18）
不清楚	207（15.75）	321（19.37）
合计	1314	1657

注：括号外为样本数，括号内为所占百分比。

　　不愿意的主要原因是经济上无法负担和对商业保险的不信任，在独居老年人和非独居老年人中分别占到六成和七成。

　　对于长期照护商业保险的保障形式，表9-19显示城市独居老年人更倾向于现金补偿，比重近半数，超出非独居老年人约10个百分点。非独居老年人则更倾向于服务为主+现金为辅的保障方式，独居与非独居老年人相差约12个百分点。

表 9-19　　　　老年人对长期照护商业保险保障形式的调查　　　　单位：人，%

形式类别	独居老年人	非独居老年人
现金补偿	525（49.20）	514（39.66）
提供照护服务的实物补偿方式	120（11.25）	145（11.19）
现金为主 + 服务为辅	276（25.87）	304（23.46）
服务为主 + 现金为辅	146（13.68）	333（25.69）
合计	1067	1296

注：括号外为样本数，括号内为所占百分比。

五　主要结论与启示

在内蒙古开展的"城市老年人长期照护服务调查"的基础上，本章对城市独居老年人的基本状况、生活状况、健康状况和对长期照护服务的需求进行了分析，并在最后考察了他们对长期照护保险的看法。

独居老年人及其家庭的经济状况与长期照护服务获得能力之间存在一定关系，这启示以保险形式提供长期照护服务时，围绕服务费用需要展开更详细的研究。许多长期照护服务的研究表明经济状况是影响老年人获得正规照料服务的重要影响因素，调查显示，家庭收入结余以上的只占22%，而经济问题也成为独居老年人参加长期照护保险或者获得照护服务的主要顾虑。

在养老方式和长期照护服务的供给形式上，可以考虑以居家养老照护为基础，依托社区，引入机构作为辅助和支持的方式。首先，八成以上城市老年人居住在楼房小区，依托社区提供长期照护服务能够覆盖多数老年人，具有可行性。其次，居家养老，靠自己或直系亲属提供必要的生活照护是城市老年人，特别是独居老年人最愿意接受的养老照护方式，调查发现，目前独居老年人长期照护服务获得性较差，而引入社区和机构可以弥补家庭照护在照料不足、专业性等方面的劣势，也尊重了老年人的意愿。最后，内蒙古城市老年人慢性病患病率较高，独居老年人在上一年中的患病次数和住院次数高于非独居老年人，为了尽可能避免"社会性住院"现象的出现，将社区、机构引入居家护理不仅有助于减轻患病或失能老年人家庭负担，也可以帮助缓解医疗资源紧缺的问题。

社区基本的医疗设施和安全保障有待提升，创造更宜居的养老环境，建立社区养老护理员培训制度。目前仍有约半数社区缺少卫生院或诊所，社区卫生资源的不足会限制以社区为单位提供长期照护服务的能力，同时独居老年人居住的小区较为陈旧，基础设施不完备可能给生活带来一些不便。培训社区专业护理员除了能够为失能老年人提供长期照护服务，满足社区养老人才需求，还能够为独居老年人提供更多养老服务，比如引导日常户外活动、协助辅助用品的使用等。

加强关于长期照护保险的宣传，规范引导长期照护商业保险发展，利用好政府和市场的双重机制作用。政府主导的长期照护保险作为社会保障的一部分，能够保障失能老年人基本的长期照护需求，但是仍有约63.00%的独居老年人不愿投保长期照护商业保险，造成这一现象的一个重要原因就是经济上无法承担。长期照护商业保险使照护服务市场化，丰富照护服务供给，但是对商业保险的不信任和价格顾虑使城市老年人参保意愿不高，为此，监管部门应加强对商业保险市场的规范，增强民众信心和信任，商业保险公司可以再就城市独居老年人长期照护需求进行调研，积极进行社会宣传，提供更具竞争力的长期照护保险业务，比如丰富保险保障形式等。

提高独居老年人及其家庭对各类长期照护保险的认知，形成围绕长期照护的保险意识。长期照护保险帮助减轻失能老年人家庭照护上的经济负担、提供照护服务，但调查发现独居老年人及其家庭对长期照护保险还存在认知不足的问题，要尝试通过购买适合的保险分担风险，满足照护需求。

综上所述，关于内蒙古城市独居老年人的长期照护服务问题还有很多值得继续努力完善的地方，这是关注失能老年人养老、提高老年人生活质量的重要一环，同时，完善的长期照护保险能够缓解我国人口结构转变给社会带来的压力，进一步完善社会保障体系，当然这离不开全社会的共同努力。

第 十 章

内蒙古主要城市与其他城市
养老服务需求比较

通过实地调研、问卷调查和深入访谈，本章将内蒙古主要城市（呼和浩特市、鄂尔多斯市）与其他省份代表性城市（北京市、青岛市、成都市、长春市）进行对比分析，研究民族地区老年人长期照料需求状况和特征，探索适合民族地区实际情况的养老服务和长期照护制度模式，为推动内蒙古老年事业发展提供有力支持。

一 老年人健康状况与生活质量

不同城市老年人健康状况存在一定差异。如表 10 - 1 至表 10 - 3 所示，第一，北京市日常生活部分自理的老年人占比最多；身体健康，还可以帮助别人的老年人占比最少。而其他六个城市日常生活能自理的老年人占比均较多。总的来说，北京市老年人日常生活自理能力最差，长春市、鄂尔多斯市、呼和浩特市以及成都市郫都区老年人的日常生活自理能力较好。第二，北京市患有慢性病的老年人比例最大，其中以高血压患者最多，高达 40.87%。青岛市患有慢性病的老年人比例位于第二，且以高血压和心血管疾病为主。长春市患有慢性病的老年人比例最低，但是也高达 62.67%。在所有类型的慢性病中，高血压在每个城市所占比例都是最高的。第三，不同城市老年人配偶的健康状况相似，均表现为日常生活能自理的比例最高，且配偶慢性病比例也都很高，其中，北京市配偶患有慢性病的比例达到了 100%。

不同城市老年人生活质量有所不同。北京市仍然是最差的，有相当比例的老年人上厕所、洗澡、洗衣服、做饭菜、做家务、服药以及搭乘公共交通需要帮助或者自己根本没法做，而其他城市的情况则相对较好。成都市武侯区老年人使用辅助卫生用品比例最高，长春市老年人使用辅助用品比例最低，仅有 4.79%，在各种类型的辅助用品中，假牙和老花镜使用比例在各个城市均较高，而在成都市武侯区，一次性纸尿裤和护理垫使用比例较高。

表 10 – 1 不同城市老年人生活自理能力

生活自理情况		北京市	长春市	鄂尔多斯市	呼和浩特市	成都市郫都区	青岛市	成都市武侯区
身体健康，还可以帮助别人	频数（人）	67	211	89	446	183	127	134
	占比（%）	11.78	21.75	17.87	37.67	37.42	21.82	11.04
能自理	频数（人）	93	612	364	666	193	197	432
	占比（%）	16.34	63.09	73.09	56.25	39.47	33.85	35.58
部分自理	频数（人）	304	140	37	55	95	163	396
	占比（%）	53.43	14.43	7.43	4.65	19.43	28.01	32.62
不能自理	频数（人）	105	7	8	17	18	95	252
	占比（%）	18.45	0.72	1.61	1.44	3.68	16.32	20.76
合计（人）		569	970	498	1184	489	582	1214

注：数据加总不一致多由于调查对象未应答，样本填报缺失。因四舍五入处理，占比相加可能不等于 100%。下同。

资料来源：中国社会科学院人口与劳动经济研究所国情调研内蒙古基地数据库，以下类似。

表 10 – 2 不同城市老年人慢性病情况

是否患有慢性病		北京市	长春市	鄂尔多斯市	呼和浩特市	成都市郫都区	青岛市	成都市武侯区
是	频数（人）	528	502	360	846	371	450	986
	占比（%）	96.17	62.67	77.59	76.56	73.76	90.18	81.56
否	频数（人）	21	299	104	259	132	49	223
	占比（%）	3.83	37.33	22.41	23.44	26.24	9.82	18.44
合计（人）		549	801	464	1105	503	499	1209

表 10 - 3 不同城市老年人慢性病类型

慢性病类别		北京市	长春市	鄂尔多斯市	呼和浩特市	成都市郫都区	青岛市	成都市武侯区
高血压	频数（人）	510	489	228	500	234	346	519
	占比(%)	40.87	39.98	26.33	27.20	35.35	24.86	24.82
心血管疾病	频数（人）	94	178	84	296	51	305	140
	占比(%)	7.53	14.55	9.70	16.10	7.70	21.91	6.70
糖尿病	频数（人）	166	175	74	154	95	150	198
	占比(%)	13.30	14.31	8.55	8.38	14.35	10.78	9.47
脑血管疾病（含中风）	频数（人）	95	102	83	127	46	116	232
	占比(%)	7.61	8.34	9.58	6.91	6.95	8.33	11.10
青光眼、白内障	频数（人）	13	21	42	109	39	86	91
	占比(%)	1.04	1.72	4.85	5.93	5.89	6.18	4.35
肾脏疾病	频数（人）	2	11	13	39	13	25	38
	占比(%)	0.16	0.90	1.50	2.12	1.96	1.80	1.82
类风湿	频数（人）	1	41	21	64	31	32	77
	占比(%)	0.08	3.35	2.42	3.48	4.68	2.30	3.68
呼吸系统疾病	频数（人）	31	13	37	64	48	37	82
	占比(%)	2.48	1.06	4.27	3.48	7.25	2.66	3.92
消化系统疾病	频数（人）	41	9	38	66	33	59	42
	占比(%)	3.29	0.74	4.39	3.59	4.98	4.24	2.01
生殖系统疾病	频数（人）	61	1	12	7	3	7	23
	占比(%)	4.89	0.08	1.39	0.38	0.45	0.50	1.10
肿瘤	频数（人）	0	5	5	12	0	11	25
	占比(%)	0.00	0.41	0.58	0.65	0.00	0.79	1.20
骨关节疾病	频数（人）	89	62	133	251	28	127	174
	占比(%)	7.13	5.07	15.36	13.66	4.23	9.12	8.32
阿尔茨海默病	频数（人）	47	0	5	5	3	27	188
	占比(%)	3.77	0.00	0.58	0.27	0.45	1.94	8.99
帕金森氏症	频数（人）	95	2	4	4	3	10	34
	占比(%)	7.61	0.16	0.46	0.22	0.45	0.72	1.63

慢性病类别		北京市	长春市	鄂尔多斯市	呼和浩特市	成都市郫都区	青岛市	成都市武侯区
耳聋	频数（人）	1	55	36	51	18	35	64
	占比（%）	0.08	4.50	4.16	2.77	2.72	2.51	3.06
血液病	频数（人）	0	0	0	1	3	4	5
	占比（%）	0.00	0.00	0.00	0.05	0.45	0.29	0.24
其他慢性病	频数（人）	2	59	51	88	14	15	159
	占比（%）	0.16	4.82	5.89	4.79	2.11	1.08	7.60

注：心血管疾病中不包括高血压。

二 老年人养老与医疗保障情况

总体来说，如表10－4、表10－5所示，北京市、青岛市、成都市三个城市的老年人经济状况较好，鄂尔多斯市、呼和浩特市、长春市三个城市较差。

从个人收入来看：大部分60岁及以上老年人都是在本地的工作单位退休并领取离退休金、养老金，北京市的领取比例最高。大部分老年人领取的类型为城镇职工养老保险，但鄂尔多斯市绝大部分老年人领取的是水平较低的城乡居民社会养老保险金，长春市和呼和浩特市领取城乡居民社会养老保险金的比例也较高，间接体现了这三个城市的老年人经济状况较差。北京市、青岛市老年人领取的离退休金、养老金平均水平较高；鄂尔多斯市的离退休金、养老金平均水平虽仅次于青岛市，但标准差较大，说明离退休金、养老金水平差距较大。

从全家总收入来看：不同城市的老年人评价家庭经济状况为收支平衡的均占多数。但相对来说北京市、青岛市和成都市三市的老年人家庭经济状况较好。青岛市和成都市的老年人家庭收入较高，但其方差也较大，说明收入差距较大。鄂尔多斯市老年人家庭入不敷出的比例最高，经济状况堪忧。

从代际资产流动来看：不同城市的老年人大部分给予子女或孙子女补助，但长春市老年人绝大部分选择不援助子女或孙子女，而援助子女或孙子女的老年人大部分都选择给予子女或孙子女每月 501 元以上的援助。青岛市老年人上一年给予子女或孙子女的支持最多，但方差很大，说明支持的水平差距较大。在剩下的城市中，给予支持由高到低依次是长春市、鄂尔多斯市、呼和浩特市、成都市。成都市的老年人接受的支持要多于给予子女或孙子女的支持，而长春市、鄂尔多斯市、呼和浩特市和青岛市则相反；青岛市和成都市老年人的子女或孙子女给予支持的水平较高。

表 10 - 4　　　　　不同城市老年人领取离退休金、养老金情况

是否领取离退休金、养老金		北京市	长春市	鄂尔多斯市	呼和浩特市	青岛市	成都市
是	频数（人）	466	657	436	1031	563	1547
	占比（%）	100.00	69.45	86.51	86.35	96.74	92.69
否	频数（人）	0	289	68	163	19	122
	占比（%）	0.00	30.55	13.49	13.65	3.26	7.31
合计（人）		466	946	504	1194	582	1669

表 10 - 5　　　　　不同城市老年人离退休金、养老金类型情况

离退休金、养老金类别		北京市	长春市	鄂尔多斯市	呼和浩特市	青岛市
机关事业单位离退休金	频数（人）	134	59	72	206	62
	占比（%）	29.45	10.57	16.90	21.96	14.00
城镇职工养老保险	频数（人）	321	355	59	482	369
	占比（%）	70.55	63.62	13.85	51.39	83.30
城乡居民社会养老保险金	频数（人）	0	120	285	229	8
	占比（%）	0.00	21.51	66.90	24.41	1.81
城乡低保补贴	频数（人）	0	24	10	21	4
	占比（%）	0.00	4.30	2.35	2.24	0.90
合计（人）		455	558	426	938	443

总体来说，如表 10 - 6 至表 10 - 8 所示，北京市、青岛市老年人的医疗保障水平较高，鄂尔多斯市的老年人医疗保障水平较低。从参保类型来看：离退休前的职业在很大程度上决定了参保水平的高低。北京市、长春市、鄂尔多斯市老年人离退休前作为国家机关、党群组织、企事业单位负责人的比例较大；青岛市老年人离退休前作为工人的比例占一半以上，呼和浩特市、长春市工人所占比例也较大，超过40%；但鄂尔多斯市超40%的老年人离退休前的职业类型没有包括在内。通过进一步分析可知，农民占了绝大部分。北京的老年人参加公费医疗的比例远高于其他城市；除了鄂尔多斯市，其他城市老年人参加城镇职工医保的比例都是最大的，尤其是青岛市；鄂尔多斯市的老年人参加新农合的比例最大，进一步印证了离退休时的工作类型主要是农民。

表 10 - 6　　　　　　不同城市老年人参加的医疗保障类型

参保类别		北京市	长春市	鄂尔多斯市	呼和浩特市	青岛市	成都市
公费医疗	频数（人）	156	20	54	135	50	34
	占比（%）	30.53	2.34	10.82	11.46	8.56	2.08
城镇职工医保	频数（人）	344	522	98	572	479	865
	占比（%）	67.32	61.12	19.64	48.56	82.02	53.00
城镇居民医保	频数（人）	0	253	52	267	43	470
	占比（%）	0.00	29.63	10.42	22.67	7.36	28.80
新农合	频数（人）	0	19	286	165	3	205
	占比（%）	0.00	2.22	57.31	14.01	0.51	12.56
城乡居民基本医保（城镇居民与新农合合并）	频数（人）	0	24	2	6	0	18
	占比（%）	0.00	2.81	0.40	0.51	0.00	1.10
商业医疗保险	频数（人）	0	10	0	1	4	8
	占比（%）	0.00	1.17	0.00	0.08	0.68	0.49
未参保	频数（人）	11	6	7	32	5	32
	占比（%）	2.15	0.70	1.40	2.72	0.86	1.96
合计（人）		511	854	499	1178	584	1632

表 10 - 7　　　　　　　不同城市老年人上一年看病次数统计

次数		北京市	长春市	鄂尔多斯市	呼和浩特市	青岛市	成都市
0 次	频数（人）	14	121	238	563	100	311
	占比（%）	2.74	16.29	51.07	48.53	17.36	18.94
1—3 次	频数（人）	248	514	170	483	195	927
	占比（%）	48.53	69.18	36.48	41.64	33.85	56.46
4—6 次	频数（人）	248	85	29	60	97	260
	占比（%）	48.53	11.44	6.22	5.17	16.84	15.83
7—9 次	频数（人）	1	12	8	24	50	53
	占比（%）	0.20	1.62	1.72	2.07	8.68	3.23
10 次及以上	频数（人）	0	11	21	30	134	91
	占比（%）	0.00	1.48	4.51	2.59	23.26	5.54
合计（人）		511	743	466	1160	576	1642

表 10 - 8　　　　　　　不同城市老年人上一年住院次数统计

次数		北京市	长春市	鄂尔多斯市	呼和浩特市	青岛市	成都市
0 次	频数（人）	238	470	227	618	217	471
	占比（%）	46.58	65.83	53.29	55.98	41.33	38.77
1 次	频数（人）	144	180	101	323	134	426
	占比（%）	28.18	25.21	23.71	29.26	25.52	35.06
2 次及以上	频数（人）	129	64	98	163	174	318
	占比（%）	25.24	8.96	22.99	14.76	33.13	26.18
合计（人）		511	714	426	1104	525	1215

　　从看病自费比例来看：鄂尔多斯市老年人的平均自费水平显著高于其他城市，且方差较大，说明自费部分差距较大。从对于常见病、慢性病选择的治疗方式来看：不同城市老年人选择自己找点儿药吃、不治疗

不吃药和其他方式的比例均较小。北京市、青岛市、长春市三市的老年人选择社区卫生服务中心的比例远高于其他城市，尤其高于鄂尔多斯市和呼和浩特市，说明这三个城市的老年人日常的看病费用可能较少。鄂尔多斯市、长春市、呼和浩特市三市的老年人选择去药店买药的比例较高，北京市这一比例为0。长春市、呼和浩特市和成都市的老年人采取去省级医院的比例较高，鄂尔多斯市最低；青岛市和鄂尔多斯市的老年人采取市级医院治疗方式的比例较大，且青岛市比例超过50%。不同城市的大部分老年人都仅选择一种治疗方式，各城市这一比例一般都在55%—80%。选择两种治疗方式的比例一般为10%—20%。

三　老年人养老服务与照护需求

如表 10–9 至表 10–18 所示，各城市老年人对长期照护服务的需求存在一定的差异。北京市对长期照护服务的需求最多，且获得率较高，老年人服务机构较完善。长春市老年人对长期照护服务的需求最少。鄂尔多斯市老年人服务机构比较堪忧，需要长期照护服务的老年人的获得率最低。根据调查显示，北京市需要并获得生活照料需求的老年人占比最大为 51.83%。长春市不需要心理抚慰需求的老年人占比最大，为 73.11%。鄂尔多斯市需要但未获得生活照料需求的老年人占比最大为 16.00%。

北京市老年人选择养老机构的意愿最大，长春市老年人选择养老机构的意愿最小。老年人不选择入住养老机构的主要理由是不愿意离开自己的家或养老机构收费太高。根据调查显示，北京市老年人愿意选择养老机构的占比为 60.50%，长春市老年人不愿意或不完全愿意选择养老机构的比例为 57.41%。

子女愿意老年人入住养老服务机构意愿最大的为北京市，意愿最小的为长春市，相对应北京市老年人居住社区提供养老服务最健全。根据调查显示，北京市愿意老年人入住养老机构的老年人子女的比例为 60.17%，长春市不愿意老年人入住养老机构的老年人子女的比例为 61.53%。北京市老年人居住社区有提供养老服务占比达到 77.33%。

表 10 – 9　　　　　　不同城市老年人长期照护服务的需求状况

需求状况		北京市	长春市	鄂尔多斯市	呼和浩特市	成都市郫都区	青岛市	成都市武侯区
没有考虑过	频数（人）	43	389	170	696	185	237	259
	占比(%)	7.17	40.19	34.00	58.49	49.33	40.03	21.32
不需要	频数（人）	185	544	235	287	123	155	209
	占比(%)	30.83	56.20	47.00	24.12	32.80	26.18	17.20
需要并已获得	频数（人）	311	30	15	22	55	119	590
	占比(%)	51.83	3.10	3.00	1.85	14.67	20.10	48.56
需要但未获得	频数（人）	61	5	80	185	12	81	157
	占比(%)	10.17	0.52	16.00	15.55	3.20	13.68	12.92
合计（人）		600	968	500	1190	375	592	1215

表 10 – 10　　　　　　不同城市老年人心理抚慰需求状况

需求状况		北京市	长春市	鄂尔多斯市	呼和浩特市	成都市郫都区	青岛市	成都市武侯区
没有考虑过	频数（人）	33	238	168	677	176	211	343
	占比(%)	5.50	25.00	33.87	57.08	52.23	36.07	28.35
不需要	频数（人）	362	696	240	328	121	222	348
	占比(%)	60.33	73.11	48.39	27.66	35.91	37.95	28.76
需要并已获得	频数（人）	203	10	15	17	25	82	360
	占比(%)	33.83	1.05	3.02	1.43	7.42	14.02	29.75
需要但未获得	频数（人）	2	8	73	164	15	70	159
	占比(%)	0.33	0.84	14.72	13.83	4.45	11.97	13.14
合计（人）		600	952	496	1186	337	585	1210

表 10 – 11　　　　　　　不同城市老年人慢性病护理需求状况

需求状况		北京市	长春市	鄂尔多斯市	呼和浩特市	成都市郫都区	青岛市	成都市武侯区
没有考虑过	频数（人）	213	271	164	705	169	198	309
	占比(%)	35.50	28.23	32.93	59.54	50.15	33.79	25.37
不需要	频数（人）	80	656	241	286	117	175	286
	占比(%)	13.33	68.33	48.39	24.16	34.72	29.86	23.48
需要并已获得	频数（人）	246	14	15	16	37	121	422
	占比(%)	41.00	1.46	3.01	1.35	10.98	20.65	34.65
需要但未获得	频数（人）	61	19	78	177	14	92	201
	占比(%)	10.17	1.98	15.66	14.95	4.15	15.70	16.50
合计（人）		600	960	498	1184	337	586	1218

表 10 – 12　　　　　　　不同城市老年人康复护理需求状况

需求状况		北京市	长春市	鄂尔多斯市	呼和浩特市	成都市郫都区	青岛市	成都市武侯区
没有考虑过	频数（人）	232	274	165	716	168	197	353
	占比(%)	38.67	28.57	33.20	60.37	50.60	33.79	29.25
不需要	频数（人）	178	659	240	289	106	209	359
	占比(%)	29.67	68.72	48.29	24.37	31.93	35.85	29.74
需要并已获得	频数（人）	129	15	15	12	39	95	318
	占比(%)	21.50	1.56	3.02	1.01	11.75	16.30	26.35
需要但未获得	频数（人）	61	11	77	169	19	82	177
	占比(%)	10.17	1.15	15.49	14.25	5.72	14.07	14.66
合计（人）		600	959	497	1186	332	583	1207

表 10 - 13　　　　　　不同城市老年人长期卧床护理需求状况

需求状况		北京市	长春市	鄂尔多斯市	呼和浩特市	成都市郫都区	青岛市	成都市武侯区
没有考虑过	频数（人）	233	267	166	720	173	196	373
	占比(%)	38.83	27.90	33.40	60.66	52.27	33.50	31.06
不需要	频数（人）	296	675	244	295	115	230	434
	占比(%)	49.33	70.53	49.09	24.85	34.74	39.32	36.14
需要并已获得	频数（人）	0	4	15	12	32	75	263
	占比(%)	0.00	0.42	3.02	1.01	9.67	12.82	21.90
需要但未获得	频数（人）	71	11	72	160	11	84	131
	占比(%)	11.83	1.15	14.49	13.48	3.32	14.36	10.91
合计（人）		600	957	497	1187	331	585	1201

表 10 - 14　　　　不同城市老年人其他医疗专业护理需求状况

需求状况		北京市	长春市	鄂尔多斯市	呼和浩特市	成都市郫都区	青岛市	成都市武侯区
没有考虑过	频数（人）	303	306	167	719	180	216	415
	占比(%)	50.50	32.01	33.60	60.78	54.71	37.11	34.79
不需要	频数（人）	142	628	243	289	113	194	364
	占比(%)	23.67	65.69	48.89	24.43	34.35	33.33	30.51
需要并已获得	频数（人）	21	6	15	11	23	67	250
	占比(%)	3.50	0.63	3.02	0.93	6.99	11.51	20.96
需要但未获得	频数（人）	134	16	72	164	13	105	164
	占比(%)	22.33	1.67	14.49	13.86	3.95	18.04	13.75
合计（人）		600	956	497	1183	329	582	1193

表 10 - 15　　　　　　不同城市老年人是否愿意选择养老机构

意愿情况		北京市	长春市	鄂尔多斯市	呼和浩特市	成都市郫都区	青岛市	成都市武侯区
愿意	频数（人）	363	158	181	318	180	230	546
	占比(%)	60.50	16.14	35.77	26.52	35.93	40.07	44.72
不愿意或不完全愿意	频数（人）	121	562	161	456	151	133	393
	占比(%)	20.17	57.41	31.82	38.03	30.14	22.39	32.19
没想过	频数（人）	116	259	164	425	170	223	282
	占比(%)	19.33	26.46	32.41	35.45	33.93	37.54	23.10
合计（人）		600	979	506	1199	501	594	1221

表 10 - 16　　　　　不同城市老年人不选择入住养老机构的理由

理由		北京市	长春市	鄂尔多斯市	呼和浩特市	成都市郫都区	青岛市	成都市武侯区
不愿意离开自己的家	频数（人）	18	340	96	429	267	210	280
	占比(%)	5.86	28.36	33.57	38.20	32.80	34.94	36.60
收费太高	频数（人）	59	471	77	359	265	173	210
	占比(%)	19.22	39.28	26.92	31.97	32.56	28.79	27.45
依靠子女	频数（人）	0	171	64	155	83	100	125
	占比(%)	0.00	14.26	22.38	13.80	10.20	16.64	16.34
怕家人面对舆论压力	频数（人）	0	8	4	14	17	13	10
	占比(%)	0.00	0.67	1.40	1.25	2.09	2.16	1.31
子女不赞成	频数（人）	0	53	14	20	25	16	19
	占比(%)	0.00	4.42	4.90	1.78	3.07	2.66	2.48
老年服务机构水平低	频数（人）	0	77	18	74	90	44	60
	占比(%)	0.00	6.42	6.29	6.59	11.06	7.32	7.84
缺乏安全感	频数（人）	0	50	8	39	59	37	51
	占比(%)	0.00	4.17	2.80	3.47	7.25	6.16	6.67
其他	频数（人）	230	29	5	33	8	8	10
	占比(%)	74.92	2.42	1.75	2.94	0.98	1.33	1.31
合计（人）		307	1199	286	1123	814	601	765

表 10 – 17　　　　　不同城市老年生活不能自理是否愿意
去社区或养老机构接受日间照料

意愿情况		北京市	长春市	鄂尔多斯市	呼和浩特市	成都市郫都区	青岛市	成都市武侯区
愿意	频数（人）	434	250	311	654	259	326	552
	占比（%）	72.33	25.59	63.60	54.73	52.97	55.16	45.47
不愿意	频数（人）	145	487	91	268	101	70	159
	占比（%）	24.17	49.85	18.61	22.43	20.65	11.84	13.10
不确定	频数（人）	21	240	87	273	129	195	503
	占比（%）	3.50	24.56	17.79	22.85	26.38	32.99	41.43
合计（人）		600	977	489	1195	489	591	1214

表 10 – 18　　　　不同城市老年人认为比较理想的养老方式

养老方式		北京市	长春市	鄂尔多斯市	呼和浩特市	成都市郫都区	青岛市	成都市武侯区
自己或与配偶单独居住生活	频数（人）	382	540	273	808	137	224	366
	占比（%）	63.67	56.19	65.16	72.79	27.57	38.49	30.17
与子女共同居住生活	频数（人）	94	293	47	102	189	165	345
	占比（%）	15.67	30.49	11.22	9.19	38.03	28.35	28.44
社区日间照料	频数（人）	0	11	8	82	62	14	20
	占比（%）	0.00	1.14	1.91	7.39	12.47	2.41	1.65
与孙子女共同居住生活	频数（人）	0	24	6	22	92	10	5
	占比（%）	0.00	2.50	1.43	1.98	18.51	1.72	0.41
入住养老机构	频数（人）	124	76	79	88	15	165	470
	占比（%）	20.67	7.91	18.85	7.93	3.02	28.35	38.75
其他	频数（人）	0	17	6	8	2	4	7
	占比（%）	0.00	1.77	1.43	0.72	0.40	0.69	0.58
合计（人）		600	961	419	1110	497	582	1213

四　老年人对长期照护保险的认知与态度

不同城市的老年人对长期照护保险的接受程度差异很大。如表10 - 19 至表 10 - 24 所示，首先，这应跟经济状况和文化程度等因素有关。例如经济发达的北京市，老年人对于长期照护保险的关注度非常高，而长春市的老年人对于长期照护保险大多呈排斥态度。大多数老年人不愿意的原因是经济上无法承受，经济较为发达的成都市武侯区老年人愿意支付的金额也较高，可见经济因素对于老年人长期照料政策的决策十分重要。其次，对于政策不了解也是影响老年人参加长期照护保险决策的一个重要因素，对于长期照护保险政策的宣传十分重要。

各地老年人对于所有完全失能的人关注度均较高，而对部分失能或半失能的老年人关注度较低。认为保险应支付与失能老年人相关所有费用的老年人较多，对于由家人提供照护，政府现金补贴的关注也较多，老年人更愿意家人的照护。

商业长期照护保险推广状况不好。目前已投保商业保险的老年人较少，各地老年人对于参加商业长期照护保险的意愿均较低，主要的原因依旧是由于老年人自身的经济因素。同样，长期照护保险形式中老年人均对现金或以现金为主较为关注。

表 10 - 19　　　　　　　　　**长期照护保险意愿**　　　　　　　单位:%

地区	愿意	不愿意	不清楚
北京市	85.33	14.33	0.33
长春市	15.17	59.88	24.95
鄂尔多斯市	74.75	16.16	9.09
呼和浩特市	45.82	30.93	23.24
青岛市	44.09	22.64	33.28
成都市郫都区	38.15	29.12	32.73
成都市武侯区	32.1	14.2	53.69

表 10 – 20 　　　　　　　不愿意参加长期照护保险的主要原因 　　　　　　单位：%

主要原因	经济上 无法承受	还是更指望 子女照料	对政策 不了解	其他
长春市	61.31	15.58	22.49	0.63
鄂尔多斯市	25	22.58	50	2.42
呼和浩特市	50.67	10.61	36.47	2.24
青岛市	37.67	27.4	34.59	0.34
成都市郫都区	61.03	20.34	18.62	0
成都市武侯区	36.74	14.93	47.74	0.59

表 10 – 21 　　　　　　　　　长期照护保险关注对象 　　　　　　　　单位：%

地区	完全失能并 失智老年人	完全失能 老年人	部分失能 老年人	不论年龄，所有 完全失能的人
北京市	15.17	7.83	2.17	74.83
长春市	9.15	18.30	14.51	58.04
鄂尔多斯市	30.72	19	13	37.41
呼和浩特市	25.38	6.01	30.33	38.28
青岛市	14.68	22.7	15.53	47.1
成都市郫都区	20.56	15.56	3.33	60.56
成都市武侯区	15.79	4.86	3.64	75.71

表 10 – 22 　　　　　　　　　长期照护保险负责费用类型 　　　　　　　单位：%

地区	居家老年人 提供的专业 人员上门 服务的费用	由日间照料 中心提供服 务的费用	入住老年服务 机构的费用	与失能老年 人相关的 所有费用	由家人提供 照顾，政府 给予现金补贴
北京市	11	7.5	20.83	53.5	7.17
长春市	21.97	9.55	23.89	18，21	57.51
鄂尔多斯市	19.35	3.28	26.26	16.67	47.47
呼和浩特市	3.74	17.75	16.54	46.13	43.26
青岛市	19.75	10.5	22.95	26.65	27.22
成都市郫都区	14.37	33.33	6.32	60.34	—
成都市武侯区	20.16	8，06	25.4	52.82	21.09

表 10－23　　　　　　　　参加商业长期照护保险意愿　　　　　　　　单位：%

地区	愿意	不愿意	不清楚
北京市	21.83	41.83	36.33
长春市	20.12	55.42	24.46
鄂尔多斯市	25.3	65.74	8.96
呼和浩特市	7.89	75.25	16.86
青岛市	18.15	43.87	37.98
成都市郫都区	41.78	26.28	32.02
成都市武侯区	21.84	25.62	52.55

表 10－24　　　　　　　　不愿接受商业保险的原因　　　　　　　　单位：%

地区	经济上无法承受	自己有积蓄	由子女赡养	不信任商业保险	其他
北京市	41.50	15.17	15.00	11.00	0.33
长春市	72.94	4.12	0.52	21.91	0.52
鄂尔多斯市	63.26	1.96	3.14	25.74	1.38
呼和浩特市	78.83	1.73	3.95	30.40	1.24
青岛市	70.13	4.62	4.95	27.06	1.16
成都市郫都区	46.91	4.12	2.06	28.35	0.52
成都市武侯区	53.02	12.09	8.99	8.58	0.65

五　主要结论

总体来说，北京市、青岛市、成都市的老年人经济状况较好，鄂尔多斯市、呼和浩特市、长春市的老年人经济状况较差。这不仅体现在个人领取的离退休金、养老金水平上，还体现在家庭整体经济状况上。北京市、青岛市的老年人医疗保障水平较高，鄂尔多斯市的老年人医疗保障水平较低。离退休前的职业在很大程度上决定了参保类型，也即参保水平的高低，进一步影响看病、住院费用的自费比例，也进一步导致了各个城市间老年人经济状况的差异。

在按照个人特征分析中，从统计结果来看，男性、高年龄段、本市非农业户口、文化程度较高、选择依托社区养老和养老机构的老年人经济状况和医疗保障水平分别较女性、中低年龄段、外市户口和本市农业户口、文化程度较低、选择居家养老的老年人要高。其中就户籍类型来看，经济水平和医疗保障水平由高到低依次为本市非农业户口、外市户口、本市农业户口。就养老方式来看，选择依托社区养老和养老机构的老年人情况相似。

老年人的健康状况存在一定差异。第一，老年人健康状况表现出地域差异，北京市老年人日常生活自理能力明显比其他六个城市要差，患有慢性病的比例也更高。第二，从个人和家庭特征来看，日常自理能力较差且患有慢性病比例较高的老年人主要具有以下几个特征：年龄较大、汉族、未婚或者丧偶、从未生育子女、独居或者与子女或孙子女同住、在养老机构养老、没有宗教信仰。第三，老年人配偶的健康状况大部分表现出同样的特点，但也略有差异。第四，高血压、心血管疾病、糖尿病、脑血管疾病（含中风）以及骨关节疾病是最常见的慢性病。

老年人生活质量存在差异。除年龄和地域因素外，在老年人能否独立完成上厕所、进食以及穿衣等14项日常事项上，不同个人和家庭特征的老年人状况基本相同。但是，在使用辅助卫生用品的比例上，差别比较明显。在地域上，成都市武侯区老年人使用辅助卫生用品比例最高，而长春市的老年人使用比例最低，其他城市差别不大。在个人和家庭特征方面，年龄较大、未婚或者丧偶、从未生育子女、不和家庭成员住在一起、在养老机构养老的人使用辅助卫生用品的比例明显偏高。在各类辅助用品中，使用比例最高的主要是老花镜、假牙、一次性纸尿裤/尿片、护理垫以及助行器。在不同群组中，各类辅助用品的使用比例略有差异。

各城市老年人对长期照护服务的需求存在一定的差异。北京市对长期照护服务的需求最多，且获得率较高，老年人服务机构较完善。鄂尔多斯市老年人服务机构比较堪忧，需要长期照护服务老年人的获得率最低。随着年龄的增长，老年人对于长期照护服务的需求更加迫切，对于生活照料需求的增速最快，老年人更加愿意选择养老机构，子女也更加愿意老年人选择养老机构，相对应老年人居住社区提供养老服务越多。少数民族老年人更加愿意选择养老机构，子女也更加愿意老年人入住养老机构，相对应少数民族老年人居住社区养老服务较完善，养老服务提供较多。随着受教育程度的提升，老年人经济状况逐渐变好，认为自己支付解决失能老年人长期照护费用占比越来越多，对于机构费用的重视度在减弱，对于服务质量越来越看重。未婚老年人对于长期照护需求最为迫切，有配偶老年人能够获得配偶的照料，对于长期照护需求最少。失独老年人对于长期照护服务的需求更加迫切，也更加愿意选择养老机构，非失独老年人更加愿意自己或与配偶单独居住生活，但失独老年人的子女对于老年人去养老机构的意愿较弱。与子女或孙子女同住的老年人对于长期照护的需求更加迫切。无宗教信仰的老年人对于长期照护需求较多，也更加愿意选择养老机构，子女也偏向于老年人选择养老机构。

老年人对于政府长期照护保险的接受程度较高，但不同城市之间差异较大，例如北京市、鄂尔多斯市等地区接受程度较高，长春市、成都市等地区则老年人的意愿相对较低。经济上无法承受和对政策不了解是老年人不愿接受的主要原因。同样，老年人对于政府保障形式更喜欢现金支付和家人的照顾。各地老年人对于参加商业长期照护保险的意愿并不高，主要的原因依旧是经济上无法承受。年龄越大的老年人对于长期照护保险的需求和接受度越高；受教育程度越高的老年人愿意参加长期照护保险的比例越高，并且不愿意参加的原因主要是对政策不了解；同住人数不同的老年人享受政府提供的长期照护服务比例差异较大，无人同住和同住人数较多的老年人参加的比例较高。然而参加长期照护保险的意愿无明显差异；无宗教信仰的老年人更愿意参加政府的长期照护保险；居家养老的老年人参加长期照护保险的意愿较低，相比而言，依托于养老机构的老年人更愿意参加政府的长期照护保险；不同户籍、性别、婚姻状况、失独情况、生育状况的老年人之间对于政府的长期照护保险的意愿无太大差异。对于商业的长期照护保险，不同特征的老年人没有表现出差异，且意愿均不高。

目前城市中过半老年人有人照料，照料满意程度在地区间有较大差异。照料者中大多为配偶照料。保姆选择情况地区间差异较大，北京市、长春市等地区主要靠家政服务人员，鄂尔多斯市主要依靠亲戚朋友，呼和浩特市则主要依靠养老机构和社区服务中心，依靠家政服务人员则家住照料较少，依靠亲戚朋友则主要是家住照料。从年龄来说，80岁及以上的老年人对于生活照料的满意程度较高，并且对于保姆的需求和支付的费用均较高；学历越高的老年人目前有人照料的比例越低，对于生活照料的满意程度也相对越低，高学历老年人对于保姆照料的需求也相对较大；无宗教信仰的老年人找寻保姆更依靠家政服务人员，而有宗教信仰的老年人会更依靠社区服务人员；失独老年人目前照料状况并不好，并且保姆找寻多依靠社区服务中心，家住照料的比例也较少。同住人数较多的老年人生活照料满意程度并不高，大多依靠配偶和保姆进行照料，不同性别、民族、户籍、居住方式的老年人之间生活照料状况并无太大差异。

第十一章

总结与建议

本书利用 2017—2020 年内蒙古老年人长期照护需求抽样调查数据，对民族地区老年人基本生活、养老服务与长期照护需求进行了全面分析，并重点对特殊群体（失独家庭、少数民族家庭、宗教信仰家庭、丧偶老年人、独居老年人以及农业与非农业户籍老年人）的基本生活状况、健康状况以及长期照护需求进行了分析，研究结论对于有针对性地建立少数民族地区养老服务体系具有启示意义。

一 民族地区老年人养老服务与长期照护需求特征

（一）生活自理能力与长期照护需求

民族地区老年人参加长期照护保险的意愿是比较高的，说明开展实施长期照护保险制度是有必要的。对不愿参保原因的调查结果表明，经济上无法承受、更指望子女照料以及对政策不了解是主要原因，而我国家庭结构小型化发展的趋势使子女在参与老年人照护中发挥的作用越来越有限，因此，经济层面的支持和深入家庭普及长期照护保险的相关政策可能会帮助推行长期照护保险制度。研究发现，健康结果对参与长期照护保险意愿有显著影响，前置因素中年龄和居住状况会影响参保意愿，健康行为影响不显著。

在政策层面，内蒙古城市老年人参加城乡社保率较高，政府可以考虑从现有的社会保障体系出发，加大对有长期照护需求的老年人的支持。长期照护保险在保障和帮助失能老年人、失智老年人日常生活的同时，相关养老照护服务也应该面向 60（含）—70 岁有自理能力的老年人，这样在一定程度上保障了他们的身体健康，降低了随年龄增大、健康状况下降导致的长期照护需求的增加，从而总体上减轻后续长期照护保险制度的压力。

失能半失能老年人整体年龄偏大，在居住条件、经济条件与健康状况等方面都整体劣于身体健康与生活能够自理的老年人。失能半失能老年人也更倾向于居家照护的方式，对商业照护保险接受度较低，且对医疗照护照料服务需求存在较大缺口。对失能半失能老年人长期照料需求影响因素的分析表明：经济因素是影响这一群体对照料服务与商业照护保险需求的最主要因素，选择这些服务给家庭造成了较大的经济压力；家庭因素是他们排斥机构照料服务的首要原因，在家接受亲人关心或上门照料服务是更为理想的形式；身体健康状况则直接决定了他们对长期照料服务类型与质量的需求，对医疗照护照料服务的需求最为迫切。

失能半失能老年人多数倾向于居家养老的照料方式，就商业照护保险的接受度较低，同时，这一群体对医疗照护照料服务存在较大的需求缺口。此外，经济条件是制约失能半失能老年人对照护服务和照护保险需求的最主要因素，对居家照料的偏好是制约对养老机构服务需求的最主要因素，老年人身体健康状况则直接影响了对照料服务需求的类型与性质。此外，应当通过政府照料补贴、宣传教育、大力培养上门照护与医疗照护专业人才等途径填补需求缺口，提升老年人健康状况与长期照料质量。

（二）农业与非农业户籍老年人的需求差异

农业户籍老年人对于长期照护的需求更加强烈，但非农业户籍老年人对于养老机构、上门服务及社区、养老机构的日间服务接受程度均更高，也更能接受政府提供的长期照护保险。这种潜在需求与现实意愿之间的矛盾是经济状况、健康状况、家庭状况及文化观念等因素综合作用的结果。尽管非农业户籍老年人的健康状况更差，理应对于长期照护具有更强的需求与意愿，但是不良经济状况直接束缚了其对于照护服务的选择，与配偶同住且具有稍优的居住环境也合理抑制了对于护理的需求，文化观念的束缚也降低了对于照护服务意愿的表达。

但是，农业与非农业户籍老年人对生活照料、心理抚慰、慢性病护理、康复护理、长期卧床护理以及其他医疗专业护理等长期照护服务有需要而未得到满足的比例为 11%—16%。老年人对于商业保险公司提供的长期照护保险均存在极大程度的不信任，且对于政府提供的长期照护保险信任度也仅在 60% 左右。与此同时，老年人又期望政府在长期照护保险费用上承担极大的责任。因此，如何使现有的需求得到满足、缓解长期照护保险的信任危机、增强长期照护需求与供给的协调性，是亟待解决的重要问题。

建议合理缩小诸如城乡居民社会养老保险与城镇职工养老保险等不同种类养老保险保障水平的差距，合理缩小农业与非农业户籍老年人收入水平差距；完善社区各项职能设施，极大力度满足老年人基本的便捷与安全诉求；完善长期照护服务及保险体系建设，合理降低收费标准；针对不同群体需求，设计内容和价格各异的多层次服务保险产品；加大政策宣传力度，尽量减少老年人对于长期照护保险的疑惑。

（三）失独老年人的需求特征

失独老年人中的女性、年龄在 80 岁及以上、丧偶、独居的占比较大，且受教育程度普遍较低，离退休前为体制内单位负责人或从事工人职业的比例相对较小。失独老年人对家庭经济状况的评价较差，给子女或孙子女提供的经济支持较多，但被支持的较少。失独老年人更能接受与子女或孙子女共同居住和社区提供日间照料的养老生活方式。其领取离退休金、养老金的比例较低，且领取待遇水平较高的机关事业单位离退休金和城镇职工养老保险的比例较低，领取城乡居民社会养老保险金和城乡低保补贴的比例较高。与之相对应的是，每月领取到的离退休金、养老金水平也较低。

失独老年人及配偶日常生活有人照护的比例较低，由配偶照护的比例很小，由儿子/儿媳照护的比例较大。但即使如此，失独老年人对当前的生活照料满意程度却相当高。另外，在雇用保姆的渠道选择上，失独老年人更偏好于通过社区服务中心寻找，且每月支付给保姆的费用较低。失独老年人患慢性病的比例相对较小，但患高血压、心血管疾病以及糖尿病的比例相对较高。在自理能力方面，失独老年人日常生活自理能力较强，但在除上厕所、进食、穿衣、上下床和行走这五项之外的日常事件上，其完全自理能力却不如非失独老年人。

随着独生子女家庭中的父母一代逐步进入老年，失独人群也日益老龄化。本书聚焦于失独人群中的老年人，基于比较分析视角，将失独老年人与非失独老年人进行对比，进而发现该群体的生活质量偏低，经济状况较差，医疗和养老的社会保障水平还不足，以及对长期照护有较大需求等特点。第一，提高失独老年人基本生活保障水平。保证失独老年人的基本生活收入，动态调整扶助金标准，对有特殊困难的失独老年人给予特殊援助，改善现有家庭经济状况较差的局面。第二，健全失独老年人的医疗和养老保障等社会保障制度。医疗和养老保障水平是影响老年人生活质量的重要因素，特别是对于缺乏家庭保障的失独老年人。因此，应有针对性地采取保障失独老年人生活的措施，例如，放宽入住养老院的条件限制，增加养老服务种类，将失独老年人纳入医疗救助范围等。第三，重视失独老年人的精神抚慰。失独老年人多为丧偶、离异，且又失去了唯一的子女，精神受到极大创伤，故应推动各项联谊交流活动，采取精神救助，增强失独老年人的社会融入感，尽早摆脱心理阴影。

（四）少数民族老年人的需求特征

不同民族的老年人由于生活习惯、经济状况、地理因素、宗教信仰等因素，在长期照护需求上具有差异性。从老年人的基本特征来看，相比于汉族老年人，少数民族老年人更倾向于有自己的宗教信仰。从老年人的生活状况来看，少数民族老年人领取离退休金、养老金的比例高于汉族老年人，且领取退休金的数额也高。同时，少数民族老年人的居住环境也更好。从老年人健康状况来看，无论少数民族老年人还是汉族老年人，日常生活自理能力都很不错，但是患有慢性病的比例都较高。两类老年人的医疗保障情况也比较到位，几乎做到了医疗保障的全面覆盖。且报销后，老年人花费在住院上的费用不算太多。

从老年人的长期照护需求来看，汉族老年人与少数民族老年人对长期照护需求各有侧重，少数民族老年人对于心理抚慰、长期卧床护理、其他医疗专业护理的需求比较迫切，汉族老年人对于慢性病护理、康复护理的需求较多。在接受上门服务和入住养老机构等问题上，汉族老年人比少数民族老年人更在乎费用问题。在保险的选择上，汉族老年人更愿意接受政府通过保险形式提供的长期照护服务。少数民族老年人对于商业保险公司提供的长期照护保险接受程度要更高。

（五）宗教信仰老年人的需求特征

宗教信仰老年人中女性、少数民族居多。大部分有宗教信仰的老年人年龄在 60（含）—80 岁，随着年龄的增加，受教育程度提高，有宗教信仰老年人占比逐渐下降。大多数有宗教信仰老年人一起居住的家庭人口为 1—2 人，其中与配偶同居的人较多，家庭中一般有 2 个或 3 个子女。与无宗教信仰老年人相比，有宗教信仰老年人中非失独户较少，有配偶老年人较多。

有宗教信仰老年人家庭经济状况较差，大部分有宗教信仰老年人与配偶已经领取离退休金、养老金，且超过无宗教信仰老年人，以领取城镇职工养老保险为主，但每月领取到的离退休金、养老金低于无宗教信仰老年人，认为自己家庭经济状况处于中等偏下水平，与无宗教信仰老年人相比，有宗教信仰老年人居住平房较多，居住楼房较少。有宗教信仰老年人生活社区照料环境较差，有宗教信仰老年人居住社区有提供养老服务、卫生院或诊所的较少，一半以上有宗教信仰老年人与配偶获得的照顾来自配偶或儿子/儿媳。

有宗教信仰老年人与配偶健康水平较低，大部分有宗教信仰老年人有自理能力，但患有慢性病的有宗教信仰老年人较多，超过无宗教信仰老年人，上一年去医院次数多于无宗教信仰老年人。有宗教信仰老年人配偶日常生活自理能力较弱，患有慢性病宗教信仰老年人配偶占比多于无宗教信仰老年人配偶。

有宗教信仰老年人缺乏对长期照护需求的认知，但是与无宗教信仰老年人相比，有宗教信仰老年人对长期照护需求较多，包括生活照料需求、心理抚慰需求、慢性病护理需求、康复护理需求以及其他医疗专业护理需求，其中对慢性病护理需求最多。有宗教信仰老年人选择养老服务机构的意愿较低，子女的意愿更弱，不愿意的最主要原因是不愿意离开自己的家，但在生活部分不能自理的时候，选择去社区或养老机构的意愿加强。与无宗教信仰老年人相比，有宗教信仰老年人愿意在养老机构上花费较多。相比较购买商业保险公司提供的长期照护保险，有宗教信仰老年人更愿意政府通过保险方式为其提供长期照护服务，不愿意的主要原因是担心经济上无法承受，而且大部分有宗教信仰老年人认为政府的长期照护保险应该不论年龄对所有失能的人负责。

与无宗教信仰老年人相比，有宗教信仰老年人对长期照护需求的意识不强，但其健康水平也不高，政府应该加强对长期照护知识的普及。有长期照护需求的有宗教信仰老年人，因为经济无法支撑、社区无法提供等原因，长期照护需求的获得率较低，政府应该加强长期照护的基础设施建设，降低有宗教信仰老年人长期照护的经济压力，主动承担起有宗教信仰老年人长期照护的责任，结合有宗教信仰老年人的文化价值理念，健全相应的政策。

（六）丧偶老年人的需求特征

从个人基本特征看，首先，与非丧偶老年人相比，丧偶老年人女性占比更高，年龄更大，受教育程度也更低。丧偶老年人平均生育子女数更多，但失独的比例远远高于非丧偶老年人。由于没有配偶的陪伴，丧偶老年人独居的比例也更高。其次，从个人经济状况看，与非丧偶老年人相比，丧偶老年人的经济状况更差，主要表现在退休金和养老金金额更低，没有配偶的养老金和退休金。但两者的晚辈基本都不向老年人提供经济支持。最后，从家庭经济状况看，丧偶老年人家庭经济状况比非丧偶老年人更差，有36%以上的丧偶老年人认为自己的家庭经济处于入不敷出的状况。

从老年人生活照料现状来看，首先，40%以上的老年人无人照料，在有人照料的老年人中，绝大多数老年人都选择让自己的亲人照料，而不愿意选择专业养老服务人员。丧偶老年人主要由子女照料，而非丧偶老年人主要由配偶照料。不论是子女照料还是配偶照料，老年人对于日常生活照料的满意度都很高。其次，从老年人的健康状况来看，虽然大部分老年人日常生活的自理能力还不错，但大部分患有慢性病，健康状况一般。特别地，丧偶老年人的自理能力和健康状况比非丧偶老年人更差。丧偶老年人对较为简单且不需要体力的日常事务的处理能力不错，但活动范围较大且体力要求更高的日常事务处理能力就比非丧偶老年人差。再次，从老年人的医疗状况来看，大部分老年人去医院或诊所看病的次数不多，但当慢性病影响生活需要治疗时，丧偶老年人更愿意选择治疗金额更低的药店，因此，丧偶老年人每年花费的看病或住院费比非丧偶老年人低。此外，大多数老年人参加了医疗保险，看病住院治疗可报销大部分费用。最后，从老年人的生活居住环境和娱乐活动来看，两类老年人差异不大，大部分老年人都居住在楼房里，但小区配套设施不够完善。老年人都更热衷于户外活动而不是手机视频和网络棋牌游戏。

从选择照护服务的意愿来看，首先，丧偶老年人愿意选择养老机构的比例很低，主要原因是不想离开自己的家。当照料方式换成专业人员上门服务或者养老机构日间照料时，大部分丧偶老年人都愿意选择这两种方式，这两种照护方式都不需要老年人离开自己的家或者不需要长期离开自己的家。愿意入住养老机构的老年人主要考虑养老机构的医疗服务水平和硬件条件。其次，从长期照护的需求来看，大部分丧偶老年人的需求都不高。他们理想的养老方式不是接受养老机构以及专业人员服务，而是更愿意独居自己照顾自己或与子女共同居住。即使患病后，丧偶老年人也更希望在家由自己的子女照护，主要原因是养老机构收费过高无法承受。最后，当政府通过养老保险的形式提供长期照护服务并承担一部分费用时，大部分丧偶老年人则愿意选择长期照护，但他们愿意支付的金额较低，更希望大部分费用由政府承担，并且即使政府通过养老保险方式提供长期照护服务，丧偶老年人还是更希望由家人照料，政府提供现金补贴。对于商业保险来说，绝大多数丧偶老年人由于不信任商业保险仍然选择不愿意接受。

（七）独居老年人的需求特征

独居老年人及其家庭的经济状况与长期照护服务获得能力之间存在一定关系，这启示以保险形式提供长期照护服务时，围绕服务费用需要展开更详细的研究。许多长期照护服务的研究表明，经济状况是影响老年人获得正规照料服务的重要影响因素，调查显示，家庭收入结余以上的只占约 22.00%，而经济问题也成为独居老年人参加长期照护保险或者获得照护服务的主要顾虑。

在养老方式和长期照护服务的供给形式上，可以考虑以居家养老照护为基础，依托社区，引入机构作为辅助和支持的方式。首先，八成以上城市老年人居住在楼房小区，依托社区提供长期照护服务能够覆盖多数老年人，具有可行性。其次，居家养老，靠自己或直系亲属提供必要的生活照护是城市老年人，特别是独居老年人最愿意接受的养老照护方式，调查发现，目前独居老年人长期照护服务获得性较差，而引入社区和机构可以弥补家庭照护在照料不足、专业性等方面的劣势，也尊重了老年人的意愿。最后，内蒙古城市老年人慢性病患病率较高，独居老年人在上一年中的患病次数和住院次数高于非独居老年人，为了尽可能避免"社会性住院"现象的出现，将社区、机构引入居家护理不仅有助于减轻患病或失能老年人家庭负担，也可以帮助缓解医疗资源紧缺的问题。

社区基本的医疗设施和安全保障有待提升，创造更宜居的养老环境，建立社区养老护理员培训制度。目前仍有约半数社区缺少卫生院或诊所，社区卫生资源的不足会限制以社区为单位提供长期照护服务的能力，同时独居老年人居住的小区较为陈旧，基础设施不完备可能给生活带来一些不便。培训社区专业护理员不仅能够为失能老年人提供长期照护服务，满足社区养老人才需求，还能够为独居老年人提供更多养老服务，比如引导日常户外活动、协助辅助用品的使用等。

加强关于长期照护保险的宣传，规范引导长期照护商业保险发展，利用好政府和市场的双重机制作用。政府主导的长期照护保险作为社会保障的一部分，能够保障失能老年人基本的长期照护需求，但是仍有约63.00%的独居老年人不愿意投保长期照护商业保险，造成这一现象的一个重要原因就是对长期照护保险政策缺乏了解。长期照护商业保险使照护服务市场化，丰富照护服务供给，但是对商业保险的不信任和价格顾虑使城市老年人参保意愿不高，为此，监管部门应加强对商业保险市场的规范管理，增强民众信心和信任，商业保险公司可以再就城市独居老年人长期照护需求进行调研，积极进行社会宣传，提供更具竞争力的长期照护保险业务，比如丰富保险保障形式等。

二　加快民族地区养老服务与长期照护发展的政策建议

第一，尽快探索建立符合民族地区特点的长期照护保险制度。人力资源和社会保障部于 2016 年 7 月发布了《关于开展长期护理保险制度试点的指导意见》，在全国 15 个地区探索建立"为长期失能人员的基本生活照料和与基本生活密切相关的医疗照护提供资金或服务保障的社会保险制度"。首批 15 个长期照护试点城市尚未覆盖民族地区和少数民族人口，建议支持内蒙古等民族地区尽快启动试点工作。目前内蒙古等民族地区针对特困供养老年人、重度残疾老年人开展的护理补贴政策可以纳入长期照护保险制度，通过总结民族地区实践经验，为全国层面的长期照护保险制度提供有益参考。

第二，开展老年人健康与养老服务需求评估。采用国际通行评估方法与标准，由专业人员对老年人生理、心理、精神、经济条件和生活状况等进行综合评估，依托社区公共服务平台建立评估点，采取政府购买服务、社工介入等方式鼓励社会力量参与。通过需求评估全面了解目前老年人的健康状况和实际养老服务需求，充分掌握不同群体需求差异。养老服务体系建设充分考虑民族、城乡、困难家庭、失独家庭等特征。在健康需求调查评估过程中同时开展长期照护保险制度的宣传，做好制度全面推进的基础工作。

第三，依托社区开展居家养老服务。社区养老与居家养老有必要互补结合，鼓励和支持社区嵌入式居家养老服务模式，依托社区平台提供多样化的上门照护服务和社区日间照料服务。推动养老服务供给侧结构性改革，改变养老机构的供给与需求脱节现象，建立多层次、多样化的养老产品和服务供给体系，满足不同健康状况老年人的养老服务需求。针对养老服务业床位指标和床位空置率双双上升的现象，需要加快补缺失能半失能老年人的长期照护服务，可以将现有养老机构分为社会福利院型、部分市场化公立机构、老年公寓型民营机构和部分护理型民营机构（王桥、张展新，2017）。养老服务机构和养老床位规划建设不宜以60 岁及以上老年人总量为简单参考，主要以高龄老年人规模为依据，重点关注失能半失能老年人，补贴方式也应该从"补床位"转向"补人头"，避免资源闲置和使用效率低下。

第四，发挥政府在长期照护制度中的主导作用。长期照护保险制度的筹资模式应该以政府补贴为主、个人缴费为辅，对特殊困难群体、少数民族、失独老年人等群体在缴费环节给予财政补贴。长期照护保险旨在满足城乡老年人基本的生活照料和康复需求。照护服务的改善性需求应该发挥市场作用，服务项目按照市场规则定价，服务提供方按照市场机制自负盈亏，政府既不在定价环节进行干预，也不在运行环节给予补贴，重点在于加强市场监管，民营机构与公办机构一视同仁，营造良好市场环境，以有序竞争的市场机制推动养老服务产业可持续发展。

第五，鼓励民间资本进入长期照护和养老服务市场。庞大的老年群体在入住养老机构和日常生活照料、精神慰藉、心理调适、康复护理、临终关怀、紧急救助等方面的服务需求呈增长态势。养老服务市场也产生了多样化的要求，例如服务设施短缺、服务主体过于单一、服务供给严重不足、服务质量相对较低等。尽管老年人对于市场化的养老产品和服务供给仍存在信任疑虑，但长期来看必须要依靠政府和市场"两条腿"，必须鼓励和引导民间资本进入养老服务业。现行的养老服务政策及相关的优惠扶持政策过于强调服务活动的福利性、公益性，这在一定程度上挤压了民间投资积极性，也否定了社会养老服务业的产业属性，致使民间资本投资养老服务业热情受阻，进入这一领域的民办养老服务单位也大多举步维艰。尽管政府每年投入巨额建设资金和运行补助，但养老服务覆盖面和受益面都不大，远远不能满足老年群体日益增长的服务需求。民间资本进入养老服务业，既可以拓宽养老服务业资金投入渠道，减轻公共财政负担，增加养老服务业有效供给，提高养老服务业的社会化程度，又可以拉动内需。

第六，加强长期照护和养老服务专业人才培育。人力资源成为养老服务最大的供给短板，当前养老机构及养老服务人员技术和管理服务水平低，处于"硬件"设施差，"软件"服务管理更差的现状。多数养老机构的管理、护理人员中，几乎没有一人是医护专业出身，护理人员主要是下岗女职工和农村妇女，普遍缺乏护理专业知识，缺乏行业指导和行业管理，养老服务机构要求管理和服务人员要具备相当的医疗照护知识和奉献爱心的素质。首先，建构教育部门高端人才培训体系。目前我国的养老人才培养，主要有中高职学历教育和职业资格认证两大体系。鼓励高等院校和职业院校开设相关专业，设立社会福祉专业，应对老龄社会的学科构架与人才培养目标。其次，营造就业式中端培养体系。专门提供护理技能学习条件，学习群体应面向未就业女性、再就业"50

后"至"60 后",提高他们对护理职业的认识和专业的技能,促进参与、提高资质待遇等。力求通过学习专业知识和技能,明确专业性,促进从事护理工作人员的长久化、固定化,保障护理人才队伍的成长和壮大。再次,构建"全民皆兵"式全社会普及低端培养体系。"互联网 + 养老护理学习",开设线上线下学习课程,让失能老年人家庭成员学习掌握技能,避免"一人失能全家失衡"。鼓励高中生、大学生、志愿者利用假期参与养老护理学习,参与养老服务事业。教育机构(大专、大学)和社会上的人才培训机构设置社会福祉专业,介护福祉士、社会福祉士需参加国家考级,同时形成教育与养老服务产业的对接。最后,提高养老服务人员待遇和社会地位。养老服务业发展急需专业或优势专业人才,我国一些地方在采取住房一次性补贴、定向培养照护服务人员并优先推荐工作、老后提供优先入住养老机构等方面进行了完善和创新。人才培养与行业的发展、运营模式的整体创新是相辅相成的,砸出"真金白银"培养人才、留住人才,让专业技术真正辐射到养老机构、社区、居家,才能盘活整个业态。

内蒙古老年人长期照护需求
抽样调查统计分析表*

Q01 　　　　　　　　　　　　　　　　　性别

性别	频数（人）	占比（%）	累计占比（%）
男	1116	40.80	40.80
女	1619	59.20	100.00
合计	2735	100.00	

Q02 　　　　　　　　　　　　　　　　　年龄

年龄	频数（人）	占比（%）	累计占比（%）
60（含）—70 岁	1336	48.83	48.83
70（含）—80 岁	947	34.61	83.44
80 岁及以上	453	16.56	100.00
合计	2736	100.00	

Q03 　　　　　　　　　　　　　　　　　民族

民族	频数（人）	占比（%）	累计占比（%）
汉族	2459	91.38	91.38
其他	232	8.62	100.00
合计	2691	100.00	

* 因四舍五入处理，百分比相加可能不等于100%，出现的数据误差不做调整。

Q04　　　　　　　　　　　　　　　　　**文化程度**

文化程度	频数（人）	占比（%）	累计占比（%）
研究生	4	0.15	0.15
大学	118	4.35	4.50
大专	103	3.80	8.30
高中/中专/职高/技校	493	18.19	26.48
初中	674	24.86	51.35
小学	718	26.48	77.83
未上过学（但识字）	206	7.60	85.43
文盲（不识字）	395	14.57	100.00
合计	2711	100.00	

Q05　　　　　　　　　　　　　　　　　**婚姻状况**

婚姻状况	频数（人）	占比（%）	累计占比（%）
未婚	9	0.34	0.34
有配偶	1879	70.37	70.71
离婚	31	1.16	71.87
丧偶	703	26.33	98.20
同居	48	1.80	100.00
合计	2670	100.00	

Q06　　　　　　　　　　　　　　　　　**失独老年人家庭**

是否为失独老年人家庭	频数（人）	占比（%）	累计占比（%）
是	110	4.51	4.51
否	2327	95.49	100.00
合计	2437	100.00	

Q07A　　　　　　　　　　　　　　　　　**生育情况**

生育状况	频数（人）	占比（%）	累计占比（%）
从未生育	21	0.77	0.77
生育子女	2707	99.23	100.00
合计	2728	100.00	

Q07B

生育子女数量

数量	频数（人）	占比（%）	累计占比（%）
0 个	37	1.35	1.35
1 个	443	16.19	17.54
2 个	852	31.14	48.68
3 个	754	27.56	76.24
4 个	416	15.20	91.45
5 个	152	5.56	97.00
6 个	54	1.97	98.98
7 个	18	0.66	99.63
8 个	8	0.29	99.93
9 个	2	0.07	100.00
合计	2736	—	

Q08

共同居住的子女数量

数量	频数（人）	占比（%）	累计占比（%）
0 个	130	5.00	5.00
1 个	897	34.51	39.52
2 个	1187	45.67	85.19
3 个	158	6.08	91.27
4 个	121	4.66	95.92
5 个	74	2.85	98.77
6 个	22	0.85	99.62
7 个	7	0.27	99.88
8 个	2	0.08	99.96
9 个	1	0.04	100.00
合计	2599	—	

Q09   **居住状况**

居住状况	频数(人)	占比(%)	累计占比(%)
独居	1366	50.84	50.84
与配偶同住	1106	41.16	92.00
与子女或孙子女同住	208	7.74	99.74
其他	7	0.26	100.00
合计	2687	100.00	

Q10   **养老方式**

养老方式	频数(人)	占比(%)	累计占比(%)
居家养老	2562	97.53	97.53
依托社区养老	22	0.84	98.36
养老机构	33	1.26	99.62
其他	10	0.38	100.00
合计	2627	—	

Q11   **是否有宗教信仰**

是否有宗教信仰	频数(人)	占比(%)	累计占比(%)
有	317	11.81	11.81
无	2368	88.19	100.00
合计	2685	100.00	

Q12   **户籍类型**

户籍类别	频数(人)	占比(%)	累计占比(%)
本市农业	1001	38.83	38.83
本市非农业	1384	53.69	92.51
外市户口	193	7.49	100.00
合计	2578	—	

Q13A　　　　　　　　**您是否已经领取离退休金、养老金**

是否已经领取 离退休金、养老金	频数（人）	占比（%）	累计占比（%）
是	2230	82.68	82.68
否	467	17.32	100.00
合计	2697	100.00	

Q13B　　　　　　　　**领取离退休金、养老金类型**

领取类型	频数（人）	占比（%）	累计占比（%）
机关事业单位离退休金	469	22.07	22.07
城镇职工养老保险	833	39.20	39.20
城乡居民社会养老保险金	1020	33.93	95.20
城乡低保补贴	102	4.80	100.00
合计	2125	100.00	

Q14　　　　　　　　**您现在每月领取到的离退休金、养老金**

样本数	平均数	标准差	最小值	最大值
2081	2666.675	2999.215	0	70000

Q15　　　　　　　　**您离退休前的职业类型属于**

职业类型	频数（人）	占比（%）	累计占比（%）
国家机关、党群组织、企业、事业单位负责人	667	31.46	31.46
专业技术人员	73	3.44	34.91
办事人员	34	1.60	36.51
商业、服务业人员	56	2.64	39.15
工人	652	30.75	69.91
军人	16	0.75	70.66
其他	622	29.34	100.00
合计	2120	—	

Q16A　　　　若您配偶健在，配偶是否已经领取离退休金、养老金

领取情况	频数(人)	占比(%)	累计占比(%)
是	1162	74.11	74.11
否	406	25.89	100.00
合计	1568	100.00	

Q16B　　　　您配偶领取的离退休金、养老金类型

领取类型	频数(人)	占比(%)	累计占比(%)
机关事业单位离退休金	217	19.10	19.10
城镇职工养老保险	492	43.41	62.41
城乡居民社会养老保险金	384	33.80	96.21
城乡低保补贴	43	3.79	100.00
合计	1136	100.00	

Q17　　　　配偶现在每月领取到的离退休金、养老金

样本数	平均数	标准差	最小值	最大值
1169	2512.345	2725.889	0	63336

Q18　　　　您认为您及您家庭的经济状况属于哪一种

经济状况	频数(人)	占比(%)	累计占比(%)
很宽裕	111	4.56	4.56
尚有结余	438	18.00	22.56
收支平衡	1165	47.86	70.42
入不敷出	705	28.96	99.38
不清楚	15	0.62	100.00
合计	2434	100.00	

Q19　　　　上一年（2018年）您给您的子女或孙子女

提供了多少经济支持（包括现金和实物）

样本数（人）	平均数（元）	标准差（元）	最小值（元）	最大值（元）
885	2217.249	7158.758	0	100000

Q20 上一年（2018 年）您的子女或孙子女给您
提供多少经济支持（包括现金和实物）

样本数（人）	平均数（元）	标准差（元）	最小值（元）	最大值（元）
1379	2301.653	6681.33	0	100000

Q21 您参保的医疗保障类型

参保类别	频数（人）	占比（%）	累计占比（%）
公费医疗	303	11.04	11.04
城镇职工医保	1060	38.63	49.67
城镇居民医保	563	20.52	70.19
新型农村合作医疗	680	24.78	94.97
城乡居民基本医保（城镇居民与新农合合并）	43	1.57	996.54
商业医疗保险	3	0.11	96.65
未参保	92	3.35	100.00
合计	2744	100.00	

Q22 您上一年（2018 年）一共去医院或诊所看过几次病

次数	频数（人）	占比（%）	累计占比（%）
0 次	1204	46.59	46.59
1—3 次	1083	41.91	88.51
4—6 次	166	6.42	94.93
7—9 次	51	1.97	96.90
10 次及以上	80	3.10	100.00
合计	2584	—	

Q23 上一年（2018 年）住过几次医院

次数	频数（人）	占比（%）	累计占比（%）
0 次	1286	53.65	53.65
1 次	641	26.74	80.39

次数	频数（人）	占比（%）	累计占比（%）
2 次	280	11.68	92.07
3 次	116	4.84	96.91
4 次	33	1.38	98.29
5 次	12	0.50	98.79
6 次	9	0.38	99.17
7 次	5	0.21	99.37
8 次	2	0.08	99.46
9 次	2	0.08	99.54
10 次	8	0.33	99.87
12 次	3	0.13	100.00
合计	4487	100.00	

Q24A   **本人上一年（2018 年）花费看病/住院总费用**

样本数（人）	平均数（元）	标准差（元）	最小值（元）	最大值（元）
2268	11986.03	29238.69	0	450000

Q24B   **其中，自费（不能报销）部分**

样本数（人）	平均数（元）	标准差（元）	最小值（元）	最大值（元）
1579	5492.296	18457.29	0	500000

Q25   **对于常见病或慢性病您通常采取的治疗方式**

治疗方式	频数（人）	占比（%）	累计占比（%）
省级医院	263	9.20	9.20
市级医院	1003	35.09	44.29
区县级医院	265	9.27	53.56
社区卫生服务中心	144	5.04	58.60
私人诊所	130	4.55	63.15
药店买药	858	30.02	93.17

续表

治疗方式	频数（人）	占比（%）	累计占比（%）
养老机构内设医疗门诊	14	0.49	93.66
自己找点儿药吃	120	4.20	97.86
不治疗不吃药	29	1.01	98.88
其他	32	1.12	100.00
合计	2858	—	

Q26 **若您配偶健在，配偶参保的医疗保障类型**

参保类型	频数（人）	占比（%）	累计占比（%）
公费医疗	862	55.08	55.08
城镇职工医保	309	19.74	74.82
城镇居民医保	105	6.71	81.53
新型农村合作医疗保险	273	17.44	98.98
城乡居民基本医保（城镇居民与新农合合并）	3	0.19	99.17
商业医疗保险	0	0.00	99.17
未参保	13	0.83	100.00
合计	1565	—	

Q27 **配偶上一年（2018 年）一共去医院或诊所看过几次病**

次数	频数（人）	占比（%）	累计占比（%）
0 次	817	54.94	54.94
1—3 次	532	35.78	90.72
4—6 次	84	5.65	96.37
7—9 次	19	1.28	97.65
10 次以上	35	2.35	100.00
合计	1487	100.00	

Q28 配偶上一年（2018 年）住过几次医院

次数	频数（人）	占比（%）	累计占比（%）
0 次	832	59.90	59.90
1 次	311	22.39	82.29
2 次	139	10.01	92.30
3 次	67	4.82	97.12
4 次	13	0.94	98.06
5 次	13	0.94	98.99
6 次	3	0.22	99.21
7 次	3	0.22	99.42
8 次	3	0.22	99.64
9 次	1	0.07	99.71
10 次	2	0.14	99.86
12 次	2	0.14	100.00
合计	1068	—	

Q29A 配偶上一年（2018 年）花费看病/住院总费用

样本数（人）	平均数（元）	标准差（元）	最小值（元）	最大值（元）
1274	10202.87	26268.1	0	300000

Q29B 其中自费比例

样本数（人）	平均数（元）	标准差（元）	最小值（元）	最大值（元）
1188	5263.082	15597.51	0	200000

Q30 本人目前日常生活自理的能力

自治能力状况	频数（人）	占比（%）	累计占比（%）
身体健康，还可以帮助别人	944	35.46	35.46
能自理	1531	57.51	92.98
部分自理	144	5.41	98.38
不能自理	43	1.62	100.00
合计	2662	100.00	

Q31　　　　　　　　　**本人现在是否患有慢性病**

是否患有慢性病	频数（人）	占比（%）	累计占比（%）
是	1883	76.30	76.30
无	585	23.70	100.00
合计	2468	100.00	

Q32　　　　　　　　　**本人患有下列哪些慢性病**

类型	频数（人）	占比（%）	累计占比（%）
高血压	1216	27.73	27.73
心血管疾病	639	14.57	42.30
糖尿病	371	8.46	50.76
脑血管疾病（含中风）	341	7.78	58.54
青光眼、白内障	242	5.52	64.06
肾脏疾病	97	2.21	66.27
类风湿	168	3.83	70.10
呼吸系统疾病	143	3.26	73.36
消化系统疾病	151	3.44	76.81
生殖系统疾病	24	0.55	77.35
肿瘤	29	0.66	78.02
骨关节疾病	542	12.36	90.38
阿尔茨海默病	14	0.32	90.70
帕金森氏病	13	0.30	90.99
耳聋	172	3.92	94.91
血液病	2	0.05	94.96
其他慢性病	221	5.04	100.00
合计	4385	100.00	

注：心血管疾病中不包括高血压。

　　Q33：根据您近期下列日常事件中，选择合适的选项［本题为多选（选 3 项）］

Q33 A　　　　　　　　　　　　　上厕所

上厕所情况	频数(人)	占比(%)	累计占比(%)
自己完全可以做	2518	94.27	94.27
有困难，尚能克服	78	2.92	97.19
需要帮助	45	1.68	98.88
根本无法做	30	1.12	100.00
合计	2671	—	

Q33 B　　　　　　　　　　　　　进食

进食情况	频数(人)	占比(%)	累计占比(%)
自己完全可以做	2529	94.75	94.75
有困难，尚能克服	69	2.59	97.34
需要帮助	43	1.61	98.95
根本无法做	28	1.05	100.00
合计	2669	100.00	

Q33 C　　　　　　　　　　　　　穿衣

穿衣情况	频数(人)	占比(%)	累计占比(%)
自己完全可以做	2528	94.65	94.65
有困难，尚能克服	63	2.36	97.00
需要帮助	49	1.83	98.84
根本无法做	31	1.16	100.00
合计	2671	100.00	

Q33 D　　　　　　　　　　　　　上下床

上下床情况	频数(人)	占比(%)	累计占比(%)
自己完全可以做	2519	94.38	94.38
有困难，尚能克服	69	2.59	96.97
需要帮助	47	1.76	98.73
根本无法做	34	1.27	100.00
合计	2669	100.00	

Q33E　　　　　　　　　　　　**行走**

行走情况	频数(人)	占比(%)	累计占比(%)
自己完全可以做	1484	93.21	93.21
有困难，尚能克服	88	3.30	96.51
需要帮助	54	2.03	98.54
根本无法做	39	1.46	100.00
合计	2665	100.00	

Q33F　　　　　　　　　　　　**洗澡**

洗澡情况	频数(人)	占比(%)	累计占比(%)
自己完全可以做	2424	90.89	90.89
有困难，尚能克服	82	3.07	93.96
需要帮助	101	3.79	97.75
根本无法做	60	2.25	100.00
合计	2667	100.00	

Q33G　　　　　　　　　　　　**做饭菜**

做饭菜情况	频数(人)	占比(%)	累计占比(%)
自己完全可以做	2398	89.68	89.68
有困难，尚能克服	92	3.44	93.12
需要帮助	82	3.07	96.19
根本无法做	102	3.81	100.00
合计	2674	100.00	

Q33H　　　　　　　　　　　　**洗衣服**

洗衣服情况	频数(人)	占比(%)	累计占比(%)
自己完全可以做	2384	89.15	89.15
有困难，尚能克服	88	3.29	92.45
需要帮助	92	3.44	95.89
根本无法做	110	4.11	100.00
合计	2674	—	

Q33I **做家务**

做家务情况	频数（人）	占比（%）	累计占比（%）
自己完全可以做	2398	90.15	90.15
有困难，尚能克服	84	3.16	93.31
需要帮助	78	2.93	96.24
根本无法做	100	3.76	100.00
合计	2660	100.00	

Q33J **服药**

服药情况	频数（人）	占比（%）	累计占比（%）
自己完全可以做	2489	93.22	93.22
有困难，尚能克服	72	2.70	95.92
需要帮助	55	2.06	97.98
根本无法做	54	2.02	100.00
合计	2670	100.00	

Q33K **日常购物**

日常购物情况	频数（人）	占比（%）	累计占比（%）
自己完全可以做	2393	89.66	89.66
有困难，尚能克服	82	3.07	92.73
需要帮助	91	3.41	96.14
根本无法做	103	3.86	100.00
合计	2669	100.00	

Q33L **搭乘公共交通**

搭乘公共交通情况	频数（人）	占比（%）	累计占比（%）
自己完全可以做	2357	88.21	88.21
有困难，尚能克服	90	3.37	91.58
需要帮助	96	3.59	94.17
根本无法做	129	4.83	100.00
合计	2672	100.00	

Q33M 　　　　　　　　　　　　　　　打电话

打电话情况	频数（人）	占比（%）	累计占比（%）
自己完全可以做	2423	90.58	90.58
有困难，尚能克服	91	3.40	93.98
需要帮助	75	2.80	96.79
根本无法做	86	3.21	100.00
合计	2675	—	

Q33N 　　　　　　　　　　　　　　**处理自己的财物**

处理自己的财物情况	频数（人）	占比（%）	累计占比（%）
自己完全可以做	2417	90.86	90.86
有困难，尚能克服	72	2.71	93.57
需要帮助	76	2.86	96.43
根本无法做	95	3.57	100.00
合计	2660	100.00	

Q34A：现在通常使用下列哪类辅助用品

Q34A1 　　　　　　　　　　　　**一次性纸尿裤/尿片**

使用情况	频数（人）	占比（%）	累计占比（%）
使用	82	4.19	4.19
不使用	1875	95.81	100.00
合计	1957	100.00	

Q34A2 　　　　　　　　　　　　　　**护理垫**

使用情况	频数（人）	占比（%）	累计占比（%）
使用	60	3.08	3.08
不使用	1885	96.92	100.00
合计	1945	100.00	

Q34A3   **可重复使用接尿器**

使用情况	频数（人）	占比（%）	累计占比（%）
使用	55	2.81	2.81
不使用	1903	97.19	100.00
合计	1958	100.00	

Q34A4   **自制代用品**

使用情况	频数（人）	占比（%）	累计占比（%）
使用	36	1.85	1.85
不使用	1910	98.15	100.00
合计	1946	100.00	

Q34A5   **助力器械**

使用情况	频数（人）	占比（%）	累计占比（%）
使用	52	2.66	2.66
不使用	1904	97.34	100.00
合计	1956	100.00	

Q34A6   **老花镜**

使用情况	频数（人）	占比（%）	累计占比（%）
使用	1276	48.48	48.48
不使用	1356	51.52	100.00
合计	2632	100.00	

Q34A7   **助听器**

使用情况	频数（人）	占比（%）	累计占比（%）
使用	60	2.36	2.36
不使用	2487	97.64	100.00
合计	2547	100.00	

Q34A8　　　　　　　　　　　　　　　　假牙

使用情况	频数（人）	占比（%）	累计占比（%）
使用	1219	46.47	46.47
不使用	1404	53.53	100.00
合计	2623	100.00	

Q34A9　　　　　　　　　　　　　　　　拐杖

使用情况	频数（人）	占比（%）	累计占比（%）
使用	196	7.67	7.67
不使用	2360	92.33	100.00
合计	2556	100.00	

Q34A10　　　　　　　　　　　　　　　　轮椅

使用情况	频数（人）	占比（%）	累计占比（%）
使用	89	3.51	3.51
不使用	2449	96.49	100.00
合计	2538	100.00	

Q34A11　　　　　　　　　　　　　　　　紧急呼叫装置

使用情况	频数（人）	占比（%）	累计占比（%）
使用	22	0.87	0.87
不使用	2518	99.13	100.00
合计	2540	100.00	

Q34A12　　　　　　　　　　　　　　　　吸氧机

使用情况	频数（人）	占比（%）	累计占比（%）
使用	40	1.58	1.58
不使用	2494	98.42	100.00
合计	2534	100.00	

Q34A13   **吸痰器**

使用情况	频数（人）	占比（%）	累计占比（%）
使用	29	1.14	1.68
不使用	2510	98.86	100.00
合计	2539	100.00	

Q34A14   **家用呼吸机**

使用情况	频数（人）	占比（%）	累计占比（%）
使用	31	1.22	1.22
不使用	2501	98.78	100.00
合计	2532	100.00	

Q34A15   **洗澡辅助设备**

使用情况	频数（人）	占比（%）	累计占比（%）
使用	31	1.22	1.22
不使用	2504	98.78	100.00
合计	2535	100.00	

Q34A16   **助行器**

使用情况	频数（人）	占比（%）	累计占比（%）
使用	35	1.38	1.38
不使用	2494	98.62	100.00
合计	2529	100.00	

Q34B：您上一年（2018 年）接受了哪些服务项目

Q34B1

居家上门服务	频数（人）	占比（%）	累计占比（%）
是	112	11.35	11.35
否	875	88.65	100.00
合计	987	100.00	

Q34B2

文化娱乐服务	频数（人）	占比（%）	累计占比（%）
是	152	15.45	15.45
否	832	84.55	100.00
合计	984	100.00	

Q34B3

康复理疗服务	频数（人）	占比（%）	累计占比（%）
是	62	6.32	6.32
否	919	93.68	100.00
合计	981	100.00	

Q34B4

助医服务	频数（人）	占比（%）	累计占比（%）
是	163	16.50	1.38
否	825	83.50	100.00
合计	988	100.00	

Q34B5

机构养老	频数（人）	占比（%）	累计占比（%）
是	37	3.81	3.81
否	935	96.19	100.00
合计	972	100.00	

Q34B6

助餐服务	频数（人）	占比（%）	累计占比（%）
是	29	2.98	2.98
否	945	97.02	100.00
合计	974	100.00	

Q34B7

生活照料服务	频数（人）	占比（%）	累计占比（%）
是	54	5.55	5.55
否	919	94.45	100.00
合计	973	100.00	

Q35　　　　若您配偶健在，配偶目前日常生活自理的能力

日常生活自理能力	频数（人）	占比（%）	累计占比（%）
身体健康，还可以帮助别人	555	34.56	34.56
能自理	943	58.72	93.28
部分自理	75	4.67	97.95
不能自理	33	2.05	100.00
合计	1606	100.00	

Q36　　　　您配偶现在是否患有慢性病

是否患有慢性病	频数（人）	占比（%）	累计占比（%）
是	1070	69.26	69.26
无	467	30.23	99.48
不清楚	8	0.52	100.00
合计	1545	—	

Q37　　　　您配偶患有下列慢性病

类型	频数（人）	占比（%）	累计占比（%）
高血压	640	30.70	30.70
心血管疾病	286	13.72	44.41
糖尿病	193	9.26	53.67
脑血管疾病（含中风）	176	8.44	62.11
青光眼、白内障	59	2.83	64.94
肾脏疾病	49	2.35	67.29

续表

类型	频数（人）	占比（%）	累计占比（%）
类风湿	65	3.12	70.41
呼吸系统疾病	67	3.21	73.62
消化系统病	80	3.84	77.46
生殖系统疾病	17	0.82	78.27
肿瘤	29	0.96	79.23
骨关节疾病	216	10.36	89.59
阿尔茨海默病	13	0.62	90.22
帕金森氏病	10	0.48	90.70
耳聋	62	2.97	93.67
血液病	3	0.14	93.81
其他慢性病	129	6.19	100.00
合计	2085	—	

Q38：您目前对长期照护服务的需求

Q38A　　　　　生活照料

生活照料情况	频数（人）	占比（%）	累计占比（%）
没有考虑过	1403	52.27	52.27
不需要	809	30.14	82.41
需要并已获得	77	2.87	85.28
需要但未获得	395	14.72	100.00
合计	2684	100.00	

Q38B　　　　　心理抚慰

心理抚慰情况	频数（人）	占比（%）	累计占比（%）
没有考虑过	1363	50.97	50.97
不需要	892	33.36	84.33
需要并已获得	62	2.32	86.65
需要但未获得	357	13.35	100.00
合计	2674	100.00	

Q38C 慢性病护理

慢性病护理情况	频数（人）	占比（%）	累计占比（%）
没有考虑过	1383	51.55	51.55
不需要	838	31.23	82.78
需要并已获得	63	2.35	85.13
需要但未获得	399	14.87	100.00
合计	2683	100.00	

Q38D 康复护理

康复护理情况	频数（人）	占比（%）	累计占比（%）
没有考虑过	1379	51.12	51，12
不需要	876	32.69	83.81
需要并已获得	48	1.79	85.60
需要但未获得	386	14.40	100.00
合计	2689	100.00	

Q38E 长期卧床护理

长期卧床护理情况	频数（人）	占比（%）	累计占比（%）
没有考虑过	1403	52.37	52.37
不需要	867	32.36	84.73
需要并已获得	41	1.53	86.26
需要但未获得	368	13.74	100.00
合计	2679	100.00	

Q38F 其他医疗专业护理

其他医疗专业护理情况	频数（人）	占比（%）	累计占比（%）
没有考虑过	1384	51.76	51.76
不需要	866	32.39	84.14
需要并已获得	44	1.65	85.79
需要但未获得	380	14.21	100.00
合计	2674	—	

Q39   **您患病后希望由谁照顾**

患病后希望由谁照顾	频数（人）	占比（%）	累计占比（%）
在家自我照料	359	16.41	16.41
在家由配偶照料	895	40.90	57.31
在家由子女照料	727	33.23	90.54
在家由亲友照料	5	0.23	90.77
在家请保姆照料	39	1.78	92.55
住医院	78	3.56	96.12
去老年服务机构	62	2.83	98.95
其他	23	1.05	100.00
合计	2188	—	

Q40   **您是否愿意选择养老机构**

是否愿意选择养老机构	频数（人）	占比（%）	累计占比（%）
愿意	843	31.12	31.12
不愿意或不完全自愿	941	34.74	65.85
没想过	925	34.15	100.00
合计	2709	—	

Q41   **您不选择入住养老机构的理由是（选主要三项）**

不愿离开自己的家	频数（人）	占比（%）	累计占比（%）
否	623	44.03	52.16
是	792	55.97	100.00
合计	1415	100.00	

收费太高	频数（人）	占比（%）	累计占比（%）
否	740	52.59	52.59
是	667	47.41	100.00
合计	1407	100.00	

依靠子女	频数（人）	占比（%）	累计占比（%）
否	1005	71.48	78.13
是	401	28.52	100.00
合计	1406	100.00	

怕家人面对舆论压力	频数（人）	占比（%）	累计占比（%）
否	1361	96.73	96.73
是	46	3.27	100.00
合计	1407	100.00	

子女不赞成	频数（人）	占比（%）	累计占比（%）
否	1345	95.59	95.59
是	62	4.41	100.00
合计	1407	100.00	

老年服务机构服务水平低	频数（人）	占比（%）	累计占比（%）
否	1260	89.55	89.55
是	147	10.45	100.00
合计	1407	100.00	

缺乏安全感	频数（人）	占比（%）	累计占比（%）
否	1301	92.47	94.47
是	106	7.53	100.00
合计	1407	100.00	

其他	频数（人）	占比（%）	累计占比（%）
否	1340	95.24	95.24
是	67	4.76	100.00
合计	1407	100.00	

Q42 您的子女是否愿意您入住老年服务机构

意愿选择	频数(人)	占比(%)	累计占比(%)
不愿意	790	34.11	34.11
愿意	376	16.23	50.35
未知	1150	49.65	100.00
合计	2316	—	

Q43 您认为比较理想的养老生活方式是哪种

养老生活方式	频数(人)	占比(%)	累计占比(%)
自己或与配偶单独居住生活	1711	68.74	68.74
与子女共同居住生活	320	12.86	81.60
社区日间照料	102	4.10	85.70
与孙子女共同居住生活	44	1.77	87.46
入住养老机构	288	11.57	99.04
其他	24	0.96	100.00
合计	2489	100.00	

Q44 您选择入住老年服务机构要求的基本条件是（选主要三项）

基本条件	频数(人)	占比(%)	累计占比(%)
设施设备	859	15.58	15.58
服务质量	1374	24，92	40.50
机构的收费	879	15.94	56.45
机构距离家的远近	262	4.75	61.20
医疗条件	982	17.81	79.01
饮食条件	548	9.94	88.95
娱乐活动	221	4.01	92.96
周边环境	157	2.85	95.81
机构性质（公立还是私立）	158	2.87	98.68
其他	73	1.32	100.00
合计	5513	—	

Q45   **您居住社区是否提供养老服务**

是否提供养老服务	频数（人）	占比（%）	累计占比（%）
有	478	17.63	17.63
没有	1816	66.96	84.59
不清楚	418	15.41	100.00
合计	2712	100.00	

Q46   **您在生活部分不能自理时，是否愿意接受上门服务**

意愿选择	频数（人）	占比（%）	累计占比（%）
愿意	1404	52.12	52.12
不愿意	689	25.58	77.69
不确定	601	22.31	100.00
合计	2694	—	

Q47   **选择不接受上门服务的最主要原因是**

主要原因	频数（人）	占比（%）	累计占比（%）
担心安全问题	164	14.25	14.25
担心价格太高	615	53.43	67.68
担心子女不同意	113	9，82	77.50
担心服务质量不好	185	16.07	93.57
其他	74	6.43	100.00
合计	1151	100.00	

Q48A   **如果生活不能自理时，您是否愿意去社区或养老机构接受日间照料**

意愿选择	频数（人）	占比（%）	累计占比（%）
愿意	1596	59.55	59.55
不愿意	518	19.33	78.88
不确定	566	21.12	100.00
合计	2680	100.00	

Q48B　若您生活不能自理时，最愿意接受以下哪项服务

服务类型	频数（人）	占比（%）	累计占比（%）
上门服务	348	41.13	41.13
日间照料	121	14.30	55.44
社区养老	189	22.34	77.78
机构养老	188	22.22	100.00
合计	846	—	

Q49　您觉得失能老年人长期照护的费用应该通过哪些渠道解决

渠道	频数（人）	占比（%）	累计占比（%）
自己支付	136	8.26	8.26
主要赡养人支付	47	2.86	11.12
家庭和政府共同承担	1398	84.93	96.05
其他	65	3.95	100.00
合计	1646	100.00	

Q50A　您认为长期照护费用，政府至少应当承担百分比

样本数（人）	平均数（%）	标准差（%）	最小值（%）	最大值（%）
2462	72.96426	17.40869	0	100.00

Q50B　个人承担最大百分比

样本数（人）	平均数（%）	标准差（%）	最小值（%）	最大值（%）
2387	26.78173	16.21378	0	100.00

Q51A　如果生活完全不能自理，由老年服务机构提供服务，
您或家庭的经济能力每月最多能支付多少钱

是否清楚	频数（人）	占比（%）	累计占比（%）
清楚	1275	52.66	52.66
不清楚	1146	47.34	100.00
合计	2421	100.00	

Q51B 若支付，每月为多少钱

样本数（人）	平均数（元）	标准差（元）	最小值（元）	最大值（元）
1262	1065.994	1100.889	0	15000

Q52 若政府通过保险方式为您提供长期照护服务，政府、
单位、个人共同负担费用，您是否愿意

意愿选择	频数（人）	占比（%）	累计占比（%）
愿意	1608	59.42	59.42
不愿意	633	23.39	82.82
不清楚	465	17.18	100.00
合计	2706	—	

Q53 若不愿意，最主要原因是

主要原因	频数（人）	占比（%）	累计占比（%）
经济上无法承受	101	30.89	30.89
还是更指望子女照料	92	28.13	59.02
对政策不了解	120	36.70	95.72
其他	14	4.28	100.00
合计	327	100.00	

Q54A 愿意参加长期照护保险，个人愿意每个月支付多少费用

是否清楚	频数（人）	占比（%）	累计占比（%）
清楚	925	44.84	44.84
不清楚	1138	55.16	100.00
合计	2063	100.00	

Q54B 若清楚，个人愿意每个月支付多少费用

样本数（人）	平均数（元）	标准差（元）	最小值（元）	最大值（元）
913	679.0252	838.7369	0	6000

Q55　　您认为政府的长期照护保险应该对哪类社会群体负责

社会群体	频数（人）	占比（%）	累计占比（%）
完全失智并失能老年人	685	27.23	27.23
完全失能老年人	248	9.86	37.08
部分失能老年人	542	21.54	58.62
不论年龄，所有完全失能的人	1041	41.38	100.00
合计	2516	—	

Q56　　如果对完全失能老年人提供长期照护，您觉得哪些费用
应该由社会保险支付

向居家老年人提供的专业人员上门服务的费用	频数（人）	占比（%）	累计占比（%）
不应该	2162	86.24	86.24
应该	345	13.76	100.00
合计	2507	100.00	

由日间照料中心提供服务的费用	频数（人）	占比（%）	累计占比（%）
不应该	2196	87.66	87.66
应该	309	12.34	100.00
合计	2505	100.00	

入住老年服务机构的费用	频数（人）	占比（%）	累计占比（%）
不应该	1068	82.55	82.55
应该	437	17.45	100.00
合计	2505	100.00	

与失能老年人相关的所有费用	频数（人）	占比（%）	累计占比（%）
不应该	1757	70.14	70.14
应该	748	29.86	100.00
合计	2505	100.00	

由家人提供照顾，政府给予现金补贴	频数（人）	占比（%）	累计占比（%）
不应该	1295	51.70	51.70
应该	1210	48.30	100.00
合计	2505	100.00	

Q57 如果由商业保险公司为您提供长期照护保险，您是否愿意购买

意愿选择	频数（人）	占比（%）	累计占比（%）
愿意	465	17.25	17.25
不愿意	1827	67.77	85.01
不清楚	404	14.99	100.00
合计	2696	—	

Q58 不愿意的原因

经济上无法承受	频数（人）	占比（%）	累计占比（%）
否	1769	64.66	64.66
是	967	35.34	100.00
合计	2736	100.00	

自己有积蓄	频数（人）	占比（%）	累计占比（%）
否	2657	97.11	97.11
是	79	2.89	100.00
合计	2736	100.00	

由子女赡养	频数（人）	占比（%）	累计占比（%）
否	2588	94.59	94.59
是	148	5.41	100.00
合计	2736	100.00	

不信任商业保险	频数（人）	占比（%）	累计占比（%）
否	1781	65.10	65.10
是	955	34.90	100.00
合计	2736	100.00	

其他	频数（人）	占比（%）	累计占比（%）
否	1686	98.31	98.31
是	29	1.69	100.00
合计	1715	100.00	

Q59　　如果您选择购买保险公司的护理保险产品，您最喜欢下面哪一种保障形式

保障形式	频数（人）	占比（%）	累计占比（%）
现金补偿	851	40.82	40.82
提供照护服务的实物补偿方式	216	10.36	51.18
现金为主 + 服务为辅	550	26.38	77.55
服务为主 + 现金为辅	468	22.45	100.00
合计	2085	—	

Q60　　您和您配偶目前日常生活有人照护吗

是否有人照护	频数（人）	占比（%）	累计占比（%）
有	1167	56.35	56.35
无	904	43.65	100.00
合计	2071	100.00	

Q61   **最主要由谁来照护**

最主要由谁来照护	频数（人）	占比（%）	累计占比（%）
配偶	1100	58.32	58.32
儿子/儿媳	463	24.55	82.87
女儿	127	6.73	89.61
女婿	2	0.11	89.71
孙子女	9	0.48	90.19
保姆/家政服务人员	23	1.22	91.41
养老机构人员	28	1.48	92.90
其他	134	7.10	100.00
合计	1886	—	

Q62   **若您请了保姆照护，通过哪个渠道找的**

渠道	频数（人）	占比（%）	累计占比（%）
亲戚朋友	213	22.03	22.03
家政服务人员	183	18.92	40.95
养老机构人员	210	21.72	62.67
社区服务中心	248	25.65	88.31
其他	113	11.69	100.00
合计	967	—	

Q63   **保姆是否住家照护、同吃同住**

是否住家照护、同吃同住	频数（人）	占比（%）	累计占比（%）
是	272	30.60	30.60
否	617	69.40	100.00
合计	889	100.00	

Q64   **平均每月需要支付保姆多少费用**

样本数（人）	平均数（元）	标准差（元）	最小值（元）	最大值（元）
550	574.4527	919.3847	0	4000

Q65 **您觉得目前生活照料是否满意**

意愿选择	频数(人)	占比(%)	累计占比(%)
非常满意	674	34.62	34.62
比较满意	884	45.40	80.02
一般	332	17.05	97.07
不太满意	50	2.57	99.64
很不满意	7	1.36	100.00
合计	1947	100.00	

Q66 **您是否曾经被保健产品推销欺骗过**

是否被欺骗过	频数(人)	占比(%)	累计占比(%)
有	67	6.94	6.94
没有	889	92.03	98.97
不清楚	10	1.04	100.00
合计	966	—	

Q67 **您每天通过电脑或手机上网(微信、视频、游戏)多长时间**

时间	频数(人)	占比(%)	累计占比(%)
从来不用	661	65.12	65.12
0—1(含)小时	174	17.14	82.27
1—2(含)小时	119	11.72	93.99
2—4(含)小时	49	4.83	98.82
4—6(含)小时	9	0.89	99.70
6小时以上	3	0.30	100.00
合计	1015	—	

Q68 **您居住的房屋类型**

房屋类型	频数(人)	占比(%)	累计占比(%)
楼房	789	80.59	80.59
平房	184	18.79	99.39

房屋类型	频数(人)	占比(%)	累计占比(%)
简易房	1	0.10	99.49
其他	5	0.51	100.00
合计	979	—	

Q69　　　　　　　　若居住在楼房，是否有电梯

是否有电梯	频数(人)	占比(%)	累计占比(%)
有	223	22.59	22.59
无	764	77.41	100.00
合计	987	100.00	

Q70　　　　　您居住的小区是否有社区卫生院或诊所

是否有社区卫生院或诊所	频数(人)	占比(%)	累计占比(%)
有	544	54.73	54.73
无	450	45.27	100.00
合计	994	100.00	

Q71　　　　　　您居住的小区是否有门禁系统

是否有门禁系统	频数(人)	占比(%)	累计占比(%)
有	398	40.04	54.73
无	596	59.96	100.00
合计	994	100.00	

Q72　　　　　您居住的小区是否有保安24小时值班

是否有保安24小时值班	频数(人)	占比(%)	累计占比(%)
有	536	54.09	54.09
无	455	45.91	100.00
合计	991	100.00	

附 录 2

内蒙古老年人长期照护调查问卷

中国社会科学院国情调研内蒙古基地项目

内蒙古老年人长期照护服务需求问卷调查
（60 岁及以上老年人）

问卷编号　□□□□

被访问者姓名：_____被访问者联系方式：_____

被访问者住址：_____区（县）_____街道_____

社区_____

是否本人回答：（1）本人回答　　　（2）他人代填

调查员姓名：_____

【备注说明】 1. 我们将根据相关法规，对您的个人信息严格保密。

2. 请准确填写相关信息，在相关选项中直接画√或○。

3. 问卷编码暂不填写，由课题组统一编码。

第一项：个人及家庭基本情况

01　性别：　　　　（1）男　　　　（2）女

02　年龄：_____（周岁）

03　民族：　　　　（1）汉族　　　　（2）族

04　文化程度：

（1）研究生　　　　（2）大学　　　　　（3）大专

（4）高中/中专/职高/技校　　　　　　（5）初中

（6）小学　　　　　　（7）未上过学（但识字）

（8）文盲（不识字）

05　婚姻状况：

（1）未婚　　　　　　（2）有配偶　　　　（3）离婚

（4）丧偶　　　　　　（5）同居

06　失独老年人户：　　（1）是　　　　　　（2）否

07　子女情况：　　（1）从未生育　　　　（2）生育子女

其中，儿子：＿＿＿＿＿＿＿（人）　　　女儿：＿＿＿＿＿＿＿（人）

08　当前与您一起居住的家庭人口数＿＿＿＿＿＿＿（人）（包括有经济关系父母、子女、孙子女；保姆及护理员除外）

09　居住状况：

（1）独居　　　　　　　　　　（2）与配偶同住

（3）与子女或孙子女同住　　　　　（4）其他（请记录具体内容）

10　养老方式：

（1）居家养老　　　　（2）依托社区养老

（3）养老机构　　　　（4）其他（请记录具体内容）

11　是否有宗教信仰：

（1）有　　　　　　　（2）无

信仰的宗教类型：

（1）天主教　　　　　（2）基督教　　　　（3）伊斯兰教

（4）佛教　　　　　　（5）道教　　　　　（6）其他

12　户籍类型

（1）本市农业　　　　（2）本市非农业　　　（3）外市户口

第二项：个人收入与家庭经济状况

13　您是否已经领取离退休金、养老金：

（1）是　　　　　　　（2）否

您领取的是：

（1）机关事业单位离退休金　　　（2）城镇职工养老保险

（3）城乡居民社会养老保险金　　　（4）城乡低保补贴

14　您现在每月领取到的离退休金、养老金：_____元/月

15　您离退休前的职业类型属于：

（1）国家机关、党群组织、企业、事业单位负责人

（2）专业技术人员　　　　　　（3）办事人员

（4）商业、服务业人员　　　　（5）工人

（6）军人　　　　　　　　　　（7）其他（请记录具体内容）

16　若您配偶健在，配偶是否已经领取离退休金、养老金：

（1）是　　　　　　　　　　　（2）否

您配偶领取的是：

（1）机关事业单位离退休金　　（2）城镇职工养老保险

（3）城乡居民社会养老保险金　（4）城乡低保补贴

17　您配偶现在每月领取到的离退休金、养老金：_____
元/月

18　您认为您及您家庭的经济状况属于哪一种：

（1）很宽裕　　　　　　　　　（2）尚有结余

（3）收支平衡　　　　　　　　（4）入不敷出

（5）不清楚

19　上一年（2019 年）您给您的子女或孙子女提供了多少经济支
持（包括现金和实物）：_____元

20　上一年（2019 年）您的子女或孙子女给您提供了多少经济支
持（包括现金和实物）：_____元

第三项：医疗费用负担与医疗保障

21　您参保的医疗保障类型：

（1）公费医疗　　　　　　　　（2）城镇职工医保

（3）城镇居民医保　　　　　　（4）新型农村合作医疗保险

（5）城乡居民基本医保（城镇居民与新农合合并）

（6）商业医疗保险　　　　　　（7）未参保

22　您上一年（2019 年）一共去医院或诊所看过几次病：

（1）0 次　　　　　　　　　　（2）1—3 次

（3）4—6 次　　　　　　　　　（4）7—9 次

（5）10 次及以上

23　您上一年（2019 年）住过几次医院：_____次

24　您上一年（2019 年）花费看病/住院总费用：_____元，其中，自费（不能报销）部分_____元

25　对于常见病或慢性病您通常采取的治疗方式：

（1）省级医院　　　　　　　　（2）市级医院

（3）区县级医院　　　　　　　（4）社区卫生服务中心

（5）私人诊所　　　　　　　　（6）药店买药

（7）养老机构内设医疗门诊　　（8）自己找点儿药吃

（9）不治疗不吃药　　　　　　（10）其他（请记录具体内容）

26　若您配偶健在，配偶参保的医疗保障类型：

（1）公费医疗　　　　　　　　（2）城镇职工医保

（3）城镇居民医保　　　　　　（4）新型农村合作医疗保险

（5）城乡居民基本医保（城镇居民与新农合合并）

（6）商业医疗保险　　　　　　（7）未参保

27　您配偶上一年（2019 年）一共去医院或诊所看过几次病：

（1）0 次　　　　　　　　　　（2）1—3 次

（3）4—6 次　　　　　　　　 （4）7—9 次

（5）10 次及以上

28　您配偶上一年（2019 年）住过几次医院：_____次

29　您配偶上一年（2019 年）花费看病/住院总费用：_____元，其中，自费（不能报销）部分_____元

第四项：健康状况与生活质量

30　您目前日常生活自理的能力：

（1）身体健康，还可以帮助别人　（2）能自理

（3）部分自理　　　　　　　　　（4）不能自理

31　您现在是否患有慢性疾病：

（1）是　　　　　　　　　　　　（2）无

32　您患有下列哪些慢性病（选主要三项）：

（1）高血压　　　（2）心血管疾病　　　（3）糖尿病

（4）脑血管疾病病（含中风）　　　　（5）青光眼、白内障

（6）肾脏疾病　　　（7）类风湿　　　（8）呼吸系统疾病

（9）消化系统疾病　（10）生殖系统疾病　（11）肿瘤

（12）骨关节疾病　（13）阿尔茨海默病　（14）帕金森氏症

（15）耳聋　　　　（16）血液病　　　（17）其他慢性病

33　根据您近期下列日常事件中，选择合适的选项：

（1）上厕所　　　　　①自己完全可以做　②有困难，尚能克服
③需要帮助　④根本无法做

（2）进食　　　　　　①自己完全可以做　②有困难，尚能克服
③需要帮助　④根本无法做

（3）穿衣　　　　　　①自己完全可以做　②有困难，尚能克服
③需要帮助　④根本无法做

（4）上下床　　　　　①自己完全可以做　②有困难，尚能克服
③需要帮助　④根本无法做

（5）行走　　　　　　①自己完全可以做　②有困难，尚能克服
③需要帮助　④根本无法做

（6）洗澡　　　　　　①自己完全可以做　②有困难，尚能克服
③需要帮助　④根本无法做

（7）做饭菜　　　　　①自己完全可以做　②有困难，尚能克服
③需要帮助　④根本无法做

（8）洗衣服　　　　　①自己完全可以做　②有困难，尚能克服
③需要帮助　④根本无法做

（9）做家务　　　　　①自己完全可以做　②有困难，尚能克服
③需要帮助　④根本无法做

（10）服药　　　　　　①自己完全可以做　②有困难，尚能克服
③需要帮助　④根本无法做

（11）日常购物　　　　①自己完全可以做　②有困难，尚能克服
③需要帮助　④根本无法做

（12）搭乘公共交通　①自己完全可以做　②有困难，尚能克服
③需要帮助　④根本无法做

（13）打电话　　　　　①自己完全可以做　②有困难，尚能克服

③需要帮助 ④根本无法做

（14）处理自己的财物 ①自己完全可以做 ②有困难，尚能克服

③需要帮助 ④根本无法做

34 现在通常使用下列哪类辅助用品：

（1）一次性纸尿裤/尿片　　　　①使用　　　②不使用

（2）护理垫　　　　　　　　　　①使用　　　②不使用

（3）可重复使用接尿器　　　　　①使用　　　②不使用

（4）自制代用品　　　　　　　　①使用　　　②不使用

（5）助力器械　　　　　　　　　①使用　　　②不使用

（6）老花镜　　　　　　　　　　①使用　　　②不使用

（7）助听器　　　　　　　　　　①使用　　　②不使用

（8）假牙　　　　　　　　　　　①使用　　　②不使用

（9）拐杖　　　　　　　　　　　①使用　　　②不使用

（10）轮椅　　　　　　　　　　　①使用　　　②不使用

（11）紧急呼叫装置　　　　　　　①使用　　　②不使用

（12）吸氧机　　　　　　　　　　①使用　　　②不使用

（13）吸痰器　　　　　　　　　　①使用　　　②不使用

（14）家用呼吸机　　　　　　　　①使用　　　②不使用

（15）洗澡辅助设备　　　　　　　①使用　　　②不使用

（16）助行器　　　　　　　　　　①使用　　　②不使用

35 若您配偶健在，配偶目前日常生活自理的能力：

（1）身体健康，还可以帮助别人

（2）能自理　　　（3）部分自理　　　（4）不能自理

36 您配偶现在是否患有慢性疾病：

（1）是　　　　　（2）无

37 您配偶患有下列哪些病（选主要三项）：

（1）高血压　　　（2）心血管疾病　　　（3）糖尿病

（4）脑血管疾病病（含中风）　　　（5）青光眼、白内障

（6）肾脏疾病　　（7）类风湿　　　（8）呼吸系统疾病

（9）消化系统疾病　（10）生殖系统疾病　（11）肿瘤

（12）骨关节疾病　（13）阿尔茨海默病　（14）帕金森氏症

（15）耳聋　　　　　（16）血液病　　　　（17）其他慢性病

第五项：照护服务意愿和需求

38　您目前对长期照护服务的需求：

（1）生活照料　　　　　　①没有考虑过　②不需要　③需要并已获得　④需要但未获得

（2）心理抚慰　　　　　　①没有考虑过　②不需要　③需要并已获得　④需要但未获得

（3）慢性病护理　　　　　①没有考虑过　②不需要　③需要并已获得　④需要但未获得

（4）康复护理　　　　　　①没有考虑过　②不需要　③需要并已获得　④需要但未获得

（5）长期卧床护理　　　　①没有考虑过　②不需要　③需要并已获得　④需要但未获得

（6）其他医疗专业护理　　①没有考虑过　②不需要　③需要并已获得　④需要但未获得

39　您患病后希望由谁照顾：

（1）在家自我照料　　　　　　　　（2）在家由配偶照料

（3）在家由子女照料　　　　　　　（4）在家由亲友照料

（5）在家请保姆照料　　　　　　　（6）住医院

（7）去老年服务机构

（8）其他_____（请记录具体内容）

40　您是否愿意选择养老机构：

（1）愿意　　　　　（2）不愿意或不完全自愿

（3）没想过

41　您不选择入住养老机构的理由是（选主要三项）：

①不愿离开自己的家　　　　②收费太高

③依靠子女　　　　　　　　④怕家人面对舆论压力

⑤子女不赞成　　　　　　　⑥老年服务机构服务水平低

⑦缺乏安全感　　　　　　　⑧其他_____（请记录具体内容）

42　您的子女是否愿意您入住老年服务机构：

①不愿意　　　　②愿意　　　　③未知

43　您认为比较理想的养老生活方式是哪种：

（1）自己或与配偶单独居住生活

（2）与子女共同居住生活　　（3）社区日间照料

（4）与孙子女共同居住生活　　（5）入住养老机构

（6）其他_____（请记录具体内容）

44　您选择入住老年服务机构的基本要求条件是（选主要三项）：

（1）设施设备　　　　　　（2）服务质量

（3）机构的收费　　　　　（4）机构离家距离远近

（5）医疗条件　　　　　　（6）饮食条件

（7）娱乐活动　　　　　　（8）周边环境

（9）公立或民办　　　　　（10）其他____（请记录具体内容）

条件 1	条件 2	条件 3

45　您居住社区是否提供养老服务：

（1）有　　　　　（2）没有　　　　　（3）不清楚

46　您在生活部分不能自理时，是否愿意接受提供上门服务：

（1）愿意　　　　（2）不愿意　　　　（3）不确定

47　选择不接受上门服务的最主要原因是：

（1）担心安全问题　　　　　　（2）担心价格太高

（3）担心子女不同意　　　　　（4）担心服务质量不好

（5）其他_____（请记录具体内容）

48　如果生活不能自理时，您是否愿意去社区或养老机构接受日间照料

（1）愿意　　　　（2）不愿意　　　　（3）不确定

49　您觉得失能老年人长期照护的费用应该通过哪些渠道解决：

（1）自己支付　　　　　　　　（2）主要赡养人支付

（3）家庭和政府共同分担　　　（4）其他____（请记录具体内

容）

50　您认为长期照护费用，政府至少应当承担百分比：____%，个人承担最大百分比：____%

个人承担费用的平均金额每月：____元/月

51　如果生活完全不能自理，由老年服务机构提供服务，您或家庭的经济能力每月最多能支付多少钱：

（1）____元/月　（2）____不清楚

第六项：参加长期照护保险的认知

52　若政府通过保险方式为您提供长期照护服务，政府、单位、个人共同负担费用，您是否愿意？

（1）愿意　　　（2）不愿意　　　（3）不清楚

53　若不愿意，最主要原因是（单选）：

（1）经济上无法承受　　　　（2）还是更指望子女照料

（3）对政策不了解　　　　　（4）其他____（请记录具体内容）

54　愿意参加长期照护保险，个人愿意每个月支付多少费用：

（1）____元/月　（2）不清楚

55　您认为政府的长期照护保险应该对哪类社会群体负责：

（1）完全失智并失能老年人　　（2）完全失能老年人

（3）部分失能老年人　　　　　（4）不论年龄，所有完全失能的人

56　如果对完全失能老年人提供长期照护，您觉得哪些费用应该由社会保险支付：

（1）向居家老年人提供的专业人员上门服务的费用

（2）由日间照料中心提供服务的费用

（3）入住老年服务机构的费用

（4）与失能老年人相关的所有费用

（5）由家人提供照顾，政府给予现金补贴

57　如果由商业保险公司为您提供长期照护保险，您是否愿意购买：

（1）愿意　　　（2）不愿意　　　（3）不清楚

58   不愿意的原因：

（1）经济上无法承受   　（2）自己有积蓄

（3）由子女赡养   　（4）不信任商业保险

（5）其他____（请记录具体内容）

59   如果您选择购买保险公司的照护保险产品，您最喜欢下面哪一种保障形式：

（1）现金补偿

（2）提供照护服务的实物补偿方式

（3）现金为主＋服务为辅   （4）服务为主＋现金为辅

第七项：生活照料现状

60   您和您配偶目前日常生活有人照护吗？

（1）有   　（2）无

61   最主要由谁来照护？（单选）

（1）配偶   （2）儿子/儿媳   （3）女儿

（4）女婿   （5）孙子女   （6）保姆/家政服务人员

（7）养老机构人员

（8）其他____（请记录具体内容）

62   若您请了保姆照护，通过哪个渠道找的？（单选）

（1）亲戚朋友   　（2）家政服务人员

（3）养老机构人员   　（4）社区服务中心

（5）其他____（请记录具体内容）

63   上门服务人员是否住家照料、同吃同住？

（1）是   　（2）否

64   平均每月需要支付给上门服务人员多少费用？元/月

65   您觉得目前生活照料是否满意？

（1）非常满意   （2）比较满意   （3）一般

（4）不太满意   （5）很不满意

第八项：生活娱乐与居住环境

66   您居住的房屋类型：

（1）楼房　　　　（2）平房　　　　　（3）简易房

（4）其他_____（请记录具体内容）

67　若居住在楼房，是否有电梯？

（1）有　　　　　（2）无

68　您居住的小区是否有社区卫生院或诊所？

（1）有　　　　　（2）无

69　您居住的小区是否有门禁系统？

（1）有　　　　　（2）无

70　您居住的小区是否有保安 24 小时值班？

（1）有　　　　　（2）无

71　您每天用手机看新闻、视频等多长时间？

（1）基本不看　（2）0—1（含）小时　（3）1—3（含）小时

（4）3—6（含）小时　　　　　（5）6 小时以上

72　您每天上网玩棋牌游戏多少时间？？

（1）基本不玩　（2）0—1（含）小时　（3）1—3（含）小时

（4）3—6（含）小时　　　　　（5）6 小时以上

73　您每天户外活动多长时间？

（1）基本不去　（2）0—1（含）小时　（3）1—3（含）小时

（4）3—（含）小时　　　　　（5）6 小时以上

参考文献

艾斌、王硕、星旦二：《西藏城市失能老年人照护负担的结构研究》，《云南民族大学学报》（哲学社会科学版）2013 年第 6 期。

艾斌：《西藏城市居家失能老年人照护等级评定指标效度的研究》，《中央民族大学学报》（哲学社会科学版）2015 年第 6 期。

曹艳春、王建云：《老年长期照护研究综述》，《社会保障研究》2013 年第 3 期。

曾卫红等：《贫困山区农村老年人长期照护需求的实证研究——以陕西省安康地区为例》，《西安交通大学学报》（社会科学版）2014 年第 4 期。

陈恩、李丽：《精准把握需求　关爱失独老年人》，《中国社会报》2018 年 4 月 28 日。

陈璐、范红丽：《我国失能老人长期护理保障融资制度研究——基于个人态度的视角》，《保险研究》2014 年第 4 期。

戴卫东：《老年长期护理需求及其影响因素分析——基于苏皖两省调查的比较研究》，《人口研究》2011 年第 4 期。

戴卫东：《长期护理保险：中国养老保障的理性选择》，《人口学刊》2016 年第 2 期。

党俊武：《长期照护服务体系是应对未来失能老年人危机的根本出路》，《人口与发展》2009 年第 4 期。

丁志宏、魏海伟：《中国城市老人购买长期护理保险意愿及其影响因素》，《人口研究》2016 年第 6 期。

杜娟、徐薇、钱晨光：《失能老人家庭照料及家庭照顾者社会支持需

求——基于北京市东城区的实证性研究》,《学习与探索》2014 年第
4 期。

杜鹏、武超:《中国老年人的生活自理能力状况与变化》,《人口研究》
2006 年第 1 期。

杜鹏、孙鹃娟、张文娟等:《中国老年人的养老需求及家庭和社会养老
资源现状:基于 2014 年中国老年社会追踪调查的分析》,《人口研
究》2016 年第 6 期。

冯雅楠、王玉环、侯蔚蔚:《援疆居家汉族失能老年人长期照护需求及
影响因素分析》,《重庆医学》2013 年第 14 期。

高蕾群、李福仙、张开宁:《破解少数民族地区农村养老服务"供需错
位"难题的对策研究》,《云南民族大学学报》(哲学社会科学版)
2018 年第 1 期。

高蕾群等:《西南少数民族农村居家老人照护服务需求》,《中国老年学
杂志》2018 年第 4 期。

郝晓宁等:《北京市失能老人照料现状及需求影响因素研究》,《中国卫
生经济》2015 年第 8 期。

胡立纲:《失独家庭现状及社会工作介入研究》,《就业与保障》2020
年第 9 期。

黄枫、吴纯杰:《基于转移概率模型的老年人长期护理需求预测分析》,
《经济研究》2012 年第 S2 期。

姜向群、刘妮娜:《老年人长期照料模式选择的影响因素研究》,《人口
学刊》2014 年第 1 期。

金卉:《失能老人的社会地位与生活照料——基于 CLHLS 2011 的分
析》,《浙江学刊》2017 年第 2 期。

荆涛:《对我国发展老年长期护理保险的探讨》,《中国老年学杂志》
2007 年第 3 期。

景日泽、章湖洋、方海:《国际经验对我国建立长期照护保险制度的启
示》,《中国卫生经济》2017 年第 7 期。

景跃军、李元:《中国失能老年人构成及长期护理需求分析》,《人口学
刊》2014 年第 2 期。

景跃军、李涵、李元:《我国失能老人数量及其结构的定量预测分析》,

《人口学刊》2017 年第 6 期。

孔凡磊、艾斌、星旦二：《西藏城市老年人长期照护需求问题研究》，《中国藏学》2014 年第 1 期。

雷咸胜、崔凤：《我国构建长期护理保险制度的现实要求和政策选择》，《湖湘论坛》2016 年第 4 期。

雷咸胜、胡宏伟：《老年群体参与长期照护保险意愿的影响因素研究》，《中国卫生政策研究》2020 年第 7 期。

雷咸胜、王晓鹏：《城乡老年人长期照护需求溢出：理论分析与实证检验》，《中国卫生政策研究》2019 年第 7 期。

李强、岳书铭、毕红霞：《农村失能老年人长期照护意愿及其影响因素分析——基于山东省农村失能老年人的问卷调查》，《农业经济问题》2015 年第 5 期。

李伟峰、原翠娇：《老年人长期照护需求及影响因素研究》，《山东社会科学》2015 年第 12 期。

李元、邓琪钰：《基于模糊综合评价法的老年长期照护保险制度实施效果分析》，《人口与经济》2019 年第 6 期。

李月娥、卢珊：《医疗卫生领域安德森模型的发展、应用及启示》，《中国卫生政策研究》2017 年第 11 期。

李长远、张会萍：《民族地区老年人对社区居家医养结合养老服务模式选择意愿及影响因素分析——基于安德森行为模型的实证研究》，《云南民族大学学报》（哲学社会科学版）2018 年第 5 期。

李珍、雷咸胜：《当前我国建构长期照护保障制度的逻辑反思与现实选择》，《江西财经大学学报》2019 年第 4 期。

林艳等：《为什么要在中国构建长期照护服务体系?》，《人口与发展》2009 年第 4 期。

林裕静：《老年人长期照护服务使用的影响因素研究》，上海交通大学博士学位论文，2018 年。

凌文豪、董玉青：《长期照护的需求分析、国际经验与中国方案——一个文献综述》，《社会保障研究》2019 年第 4 期。

刘晶：《上海城市生活不能自理老人生活照料状况及意愿研究》，《西北人口》2001 年第 2 期。

刘涛：《福利多元主义视角下的德国长期照护保险制度研究》，《公共行政评论》2016 年第 4 期。

陆杰华、沙迪：《老龄化背景下失能老人照护政策的探索实践与改革方略》，《中国特色社会主义研究》2018 年第 2 期。

吕学静：《我国失能老人照护保险的缺失与应对》，《中国医疗保险》2013 年第 12 期。

穆光宗：《"失独"三问》，《人口与社会》2016 年第 1 期。

穆光宗：《失独父母的自我拯救和社会拯救》，《中国农业大学学报》（社会科学版）2015 年第 3 期。

潘金洪等：《中国老年人口失能率及失能规模分析——基于第六次全国人口普查数据》，《南京人口管理干部学院学报》2012 年第 4 期。

彭希哲、宋靓珺、黄剑焜：《中国失能老人长期照护服务使用的影响因素分析——基于安德森健康行为模型的实证研究》，《人口研究》2017 年第 4 期。

荣超等：《失独父母的社会支持体系现状及优化策略》，《人口与发展》2020 年第 2 期。

司明舒等：《高龄老年人长期护理需求概况、影响因素及其相互之间关系研究综述》，《中国卫生事业管理》2018 年第 2 期。

宋健：《中国"失独"家庭的养老问题与对策》，《探索与争鸣》2016 年第 1 期。

宋平等：《社区失能老年人长期照护需求的调查研究》《护理研究》2019 年第 3 期。

苏群、彭斌霞、陈杰：《我国失能老人长期照料现状及影响因素——基于城乡差异的视角》，《人口与经济》2015 年第 4 期。

孙金明：《中国失能老人照料需求及照料满足感研究：基于中国老年健康影响因素跟踪调查》，《调研世界》2018 年第 5 期。

唐敏：《失能老人养老服务的理论模型、系统构成与支持体系》，《社会保障评论》2018 年第 2 期。

王广州：《独生子女死亡总量及变化趋势研究》，《中国人口科学》2013 年第 1 期。

王广州：《新中国 70 年：人口年龄结构变化与老龄化发展趋势》，《中国人口科学》2019 年第 3 期。

王广州：《中国失独妇女总量、结构及变动趋势计算机仿真研究》，《人口与经济》2016 年第 5 期。

王景迁、方卫：《失独家庭社会救助现状与对策研究》，《北京大学学报》（哲学社会科学版）2019 年第 5 期。

王静、吴明：《北京市某城区居家失能老年人长期护理方式选择的影响因素分析》，《中国全科医学》2008 年第 23 期。

王莉莉：《中国城市地区机构养老服务业发展分析》，《人口学刊》2014 年第 4 期。

王美艳等：《新疆维吾尔族、哈萨克族失能老年人居家照护者照护负担干预效果》，《中国卫生事业管理》2016 年第 5 期。

王桥、张展新：《城市老人机构养老意愿调查设计与因素分析——基于长春市中心城四区抽样数据的研究》，《东岳论丛》2018 年第 1 期。

王桥、张展新：《专业养老机构分类和比较：基于长春、宁波养老机构调查样本的研究》，《湘潭大学学报》（哲学社会科学版）2017 年第 6 期。

王桥：《我国养老机构发展中存在的问题及对策思考》，《湘潭大学学报》（哲学社会科学版）2016 年第 6 期。

王群等：《我国长期护理保险制度试点方案分析》，《卫生经济研究》2018 年第 6 期。

王玉环等：《援疆汉族失能老年人及居家照护者对长期照护需求的调查研究》，《中国全科医学》2013 年第 14 期。

王玉环等：《新疆维吾尔族和哈萨克族失能老人居家主要照护者照护需要现状及影响因素分析》，《中国全科医学》2015 年第 16 期。

韦艳、姜全保：《空巢余悲与生活困境：失独家庭生活福利弱势性研究》，《人口与发展》2014 年第 5 期。

邬沧萍：《长期照料护理是老龄产业重中之重》，《人口研究》2001 年第 2 期。

夏翠翠、李建新：《健康老龄化还是病痛老龄化——健康中国战略视角下老年人口的慢性病问题》，《探索与争鸣》2018 年第 10 期。

肖利允、徐翠、吴培香：《失能老年人照护需求及照护模式的研究进展》，《护理学杂志》2020 年第 2 期。

肖云、邓睿、刘昕：《城乡失能老人社区居家照护服务的差异及对策》，《社会保障研究》2014 年第 5 期。

肖云、杨光辉：《优势视角下失独老年人的养老困境及相应对策》，《人口与发展》2014 年第 1 期。

谢立黎、安瑞霞、汪斌：《发达国家老年照护体系的比较分析——以美国、日本、德国为例》，《社会建设》2019 年第 4 期。

谢勇才：《老龄化背景下失独家庭养老模式向何处去》，《东岳论丛》2016 年第 8 期。

熊亮、陈岳堂：《我国失独家庭问题研究回顾与展望——基于 2001 年以来国内文献资料》，《辽宁行政学院学报》2019 年第 6 期。

徐勤、汤哲：《我国长期护理的现状与趋势》，《人口与经济》2007 年第 2 期。

徐晓军、胡倩：《论失独人群社会保障中的政府底线责任》，《社会主义研究》2016 年第 6 期。

杨红卫等：《西南少数民族农村地区养老问题研究思路与初步发现》，《卫生软科学》2017 年第 11 期。

杨菊华、王苏苏、杜声红：《中国长期照护保险制度的地区比较与思考》，《中国卫生政策研究》2018 年第 4 期。

杨团：《中国长期照护的政策选择》，《中国社会科学》2016 年第 11 期。

姚虹：《老龄危机背景下我国长期护理保险制度试点方案的比较与思考》，《社会保障研究》2020 年第 3 期。

尹尚菁、杜鹏：《老年人长期照护需求现状及趋势研究》，《人口学刊》2012 年第 2 期。

应碧荷等：《浙江景宁畲族老人居家养老生存及照护需求》，《中国老年学杂志》2018 年第 13 期。

张强、高向东：《老年人口长期护理需求及影响因素分析——基于上海调查数据的实证分析》，《西北人口》2016 年第 2 期。

张思锋、唐敏、周淼：《基于我国失能老人生存状况分析的养老照护体系框架研究》，《西安交通大学学报》（社会科学版）2016 年第 2 期。

张文娟、魏蒙：《中国老年人的失能水平到底有多高——多个数据来源的比较》，《人口研究》2015 年第 3 期。

张盈华、闫江：《中国养老服务现状、问题与公共政策选择》，《当代经济管理》2015 年第 1 期。

荆涛：《长期护理保险》，对外经济贸易大学出版社 2006 年版。

赵曼、韩丽：《长期护理保险制度的选择：一个研究综述》，《中国人口科学》2015 年第 1 期。

中国长期照护保障需求研究课题组：《长期照护：概念框架、研究发现与政策建议》，《河海大学学报》（哲学社会科学版）2018 年第 1 期。

周春山、李一璇：《发达国家（地区）长期照护服务体系模式及对中国的启示》，《社会保障研究》2015 年第 2 期。

朱铭来、朱浩：《长期照护保险的筹资规模和机制探讨》，《中国医疗保险》2016 年第 9 期。

Brown, J., & Finkelstein, A., "The Interaction of Public and Private Insurance: Medicaid and the Long-Term Care Insurance Market", *The American Economic Review*, 2008, 98 (3).

Kane R. A., Kane R. L., Ladd R. C., *The Heart of Long-term Care*. Oxford University Press, 1998.

Lakdawalla, D., & Philipson, T. "The Rise in Old-Age Longevity and the Market for Long-Term Care", *The American Economic Review*, 2002, 92 (1).

Li M., Zhang Y., Zhang Z., et al., "Rural-urban differences in the long-term care of the disabled elderly in China", *PloS one*, 2013, 8 (11).

Martikainen P., Moustgaard H, Murphy M, et al., "Gender, living arrangements, and social circumstances as determinants of entry into and exit from long-term institutional care at older ages: a 6-year follow-up study of older Finns", *The Gerontologist*, 2009, 49 (1).

Pauly, M. V., "The Rational Nonpurchase of Long-Term-Care Insurance", *Journal of Political Economy*, 1990, 98 (1).

Qrganization for Economic Cooperation and Development, *Long Term Care for Older People*. Paris: OECD, 2005.

World Health Organization & US National Institute of Aging, *Global Health and Aging*, 2011.

Zhu Y, Österle A. , "Rural-urban Disparities in Unmet Long-term Care Needs in China: The Role of the Hukou Status", *Social Science & Medicine*, 2017, 191.

后　　记

　　中国社会科学院国情调研内蒙古基地由中国社会科学院人口与劳动经济研究所、内蒙古自治区社会科学院作为对接单位，承担基地调研任务和日常管理工作。"十三五"时期，基地建设始终围绕民生领域重大议题，立足于科学抽样调查，以数据库建设为重点，探索合作模式，加强人才交流，有计划、分步骤地开展调查研究。截至2020年末，国情调研内蒙古基地已经建成一套覆盖内蒙古地区主要盟市的老年家庭数据库，为深入开展相关研究和决策服务提供基础性支撑。

　　本书是国情调研内蒙古基地的主要研究成果，基于3000多户老年家庭数据库，全面分析了民族地区老年人健康状况、养老服务和长期照护需求，特别关注了宗教信仰、少数民族、失独家庭等特殊群体老年人的需求特征，为探索适合民族地区特点的养老服务和长期照护模式提供决策参考。

　　数据是核心资源，数据库是国情调研内蒙古基地持续发展的关键支撑。内蒙古基地今后的工作也将重点围绕数据库建设开展，逐步建立稳定调查队伍和固定调查点，目前内蒙古国情调研微观数据库已经对接到中国社科院图书馆数据库共享平台，对科研人员开放。

　　国情调研内蒙古基地建设也在积极探索多种合作模式，与地方各类机构建立合作关系，构建更加完备的调研体系，内蒙古新城职业学校全程参与了住户抽样调查具体实施，感谢杨巧梅校长、李金林老师、敖红老师付出的努力。中国社会科学院人口与劳动经济研究所屈小博、王智勇、华颖、韩启民、王晓宇参与了实地调研，特别是王桥老师在国情调研内蒙古基地建设的合作模式探索中付出了很多努力，积极将国情调研内蒙古基地积累的经验与中国人民健康保险公司、中国保险行业协会分享，并探索研究合作模式。我们课题组与中国人民健康保险公司建立战略合作伙伴关系，联合撰写调查研究报告，双方共同发布了国内首部《中国大健康产业发展蓝皮书（2019 年）》。

中国社会科学院人口与劳动经济研究所研究生杨富钧（老年人生活自理能力与照护需求）、刘雨琦和尹熙（户籍差异与老年人照护需求）、李冉（失独老年人照护需求）、张雪梅（少数民族老年人照护需求）、程子豪（老年人丧偶与照护需求）、李亚琼（独居老年人照护需求）在调研实施、数据分析以及报告撰写中发挥了积极作用，曹焱芳对书稿进行了编辑校对。

感谢中国社会科学院科研局对国情调研内蒙古基地建设的大力支持。

程　杰

2021 年 10 月